PRESENTACIÓN

Embarcarse en un viaje de pérdida de peso es una decisión admirable y profundamente personal. Reconocemos que el camino hacia una persona más sana y plena es único y puede estar lleno de desafíos, triunfos y un amplio espectro de experiencias. Esta guía de 10 pasos para un diseñar tu programa de pérdida de peso ha sido elaborada con cuidado y experiencia profesional para brindarle las herramientas y la orientación esenciales para impulsar su transformación.

Después de lanzar mi programa de control de la obesidad diseñado personalmente en 2022, seguía sintiendo que la mayoría de las personas que luchaban con problemas de peso no asistían a una consulta médica porque sentían que su problema de peso no era un tema médico o porque lo veían como algo normal con lo que lidiar (La obesidad es la enfermedad más común en el mundo). El objetivo quedó claro, ir hacia la prevención de la obesidad. Para lograrlo, teníamos que encontrar una manera de apoyar a todas las personas que deseaban perder peso sin poner en riesgo su salud. El resultado de nuestra idea es esta guía. El objetivo principal es mostrarte cómo se crean la mayoría de los programas de pérdida de peso que realmente funcionan. Queremos que puedas diseñar el tuyo propio para perder esos kilos de más, o incluso ayudarte a descubrir si tu caso particular necesita apoyo profesional adicional. Los pasos que te presento, de manera simplificada, se basan en la misma forma que lo hago desde hace más de 10 años en el consultorio médico. Estos pasos están diseñados para cubrir todos los conceptos básicos marcados por las últimas guías de práctica clínica publicadas por las principales asociaciones médicas y de obesidad del mundo.

¿Cómo funciona? Simple. A medida que sigas los pasos, descubrirás cómo diseñar tu nuevo estilo de vida más saludable sin necesidad de rehacer tu vida. La guía pasa por tres partes o secciones básicas. Primero (Pasos 1 a 4), te analizarás profundamente para saber exactamente dónde estás y qué necesitas. En segundo lugar (Pasos 5 a 8), aprenderás a descubrir la parte nutricional de comer mejor y empezar a perder y controlar tu peso de por vida. Además, descubrirás cómo agregar actividades y modificaciones en tu estilo de vida que te ayudarán a consumir más calorías y acelerar o controlar tu pérdida de peso. La tercera y última parte (Pasos 9 y 10) es cómo realizar un seguimiento de tu programa y progreso para descubrir continuamente más sobre ti y tu relación con la comida mientras implementas diferentes técnicas conscientes para seguir mejorando cada día de tu vida.

Con suerte, esta guía, como parte de la "Serie de control de peso de ERS" y también de la "Serie de nutrición médica" que he escrito, le ayudará a comprender cómo crear tu último programa de pérdida de peso a medida que la salud y el bienestar se vuelven parte de tu estilo de vida. Si alguna vez necesitas ayuda adicional, hay varios profesionales de la salud más que dispuestos a apoyarte en cualquier momento, yo incluido.

Gracias por elegir esta guía. Te deseo todos los mejores resultados hoy y en el futuro.

Dr. Ernesto Suárez.

DESCARGO DE RESPONSABILIDAD Y LIMITACIONES

Antes de profundizar en los pasos y la pérdida de peso, es fundamental reconocer las limitaciones de esta guía. La pérdida de peso es un proceso complejo y multifacético. No existe una solución única para todos. Eres único, al igual que tus circunstancias, tu historial de salud y tus preferencias, y esto desempeña un papel importante a la hora de determinar el éxito de tu viaje. A medida que avancemos en la guía, te enseñaremos sobre la pérdida de peso y muchas de las limitaciones que tiene esta guía, a lo largo del camino te darás cuenta de muchas más.

Como descargo de responsabilidad, aquí hay algunas limitaciones importantes a tener en cuenta:

1. Personalización: Si bien ofrecemos un programa estructurado y diseñado para funcionar para la mayoría de las personas, es posible que no se ajuste perfectamente a tus necesidades y preferencias específicas. Te recomendamos que adaptes estos pasos a tu situación o busques apoyo profesional.

2. Orientación profesional: esta guía no sustituye el asesoramiento personalizado de profesionales de la salud calificados, nutriólogos o entrenadores físicos certificados. Si tienes problemas de salud subyacentes, consulta a un médico experto antes de comenzar cualquier programa nuevo de pérdida de peso. Esta guía es para un programa de pérdida de peso hecho por usted mismo basado en cambios de hábitos y estilo de vida. No se recetarán ni recomendarán medicamentos específicos directamente, ni se brindarán consejos médicos para problemas de salud adicionales que podrían necesitar tratamiento o supervisión médica adicional.

3. Compromiso a largo plazo: la pérdida de peso sostenible a menudo requiere un compromiso a largo plazo. Esta guía proporciona un punto de partida, pero tu viaje puede extenderse más allá de su alcance. La mayoría de los programas de pérdida de peso apuntan a resultados de 6 meses a un año, nuestro objetivo es enseñarle a buscar resultados durante el resto de su vida. Nuestro programa está diseñado para generar cambios en el estilo de vida para una vida más larga y saludable.

4. Resultados individuales: El ritmo y el alcance de la pérdida de peso pueden variar mucho de persona a persona. Factores como la genética, el metabolismo, la dinámica social y la adherencia al programa que crees influirán en tu progreso.

5. Aspectos emocionales y mentales: esta guía aborda la mentalidad, pero es posible que no aborde de manera integral las complejidades emocionales y mentales que pueden estar entrelazadas con la pérdida de peso. Tratamos de brindar la base para identificar algunos aspectos emocionales, para mayor asesoramiento o tratamiento, te recomendamos encarecidamente que consultes con un profesional de la salud.

6. Expectativas realistas: Lograr y mantener un peso saludable implica un progreso gradual y constante. Las soluciones rápidas y las medidas extremas pueden ser contraproducentes.

Dadas las limitaciones de esta guía y al ser un programa Hazlo Tú Mismo no supervisado, la recomendación es y debe ser siempre que, en caso de detectar algún riesgo para tu salud, consultes con un profesional de la salud antes de continuar.

En cada paso, intentaremos establecer los límites sobre dónde está bien continuar, dónde ciertas cosas deben ser supervisadas o revisadas por profesionales de la salud y dónde detenerse y obtener ayuda profesional porque esta guía y programa pueden no ser del todo útiles o retrasar el debido tratamiento. Normalmente a lo largo de la guía, el punto de parada recomendado será cuando se detecte o sientas que podemos estar ante una obesidad complicada, es decir, obesidad con cualquier otra enfermedad crónica que deba ser supervisada o tratada por un médico.

Al reconocer estas limitaciones, podrás abordar esta guía con una perspectiva equilibrada. Si bien proporciona una base sólida para tu viaje, es esencial escuchar a tu cuerpo, consultar a profesionales según sea necesario y ser paciente contigo mismo durante todo el proceso.

Tu transformación es una narrativa continua y estamos aquí para apoyarte en cada paso del camino. Emprendamos este viaje juntos, teniendo en cuenta la singularidad de tu camino hacia una persona más saludable y feliz.

EMPEZANDO

Al comenzar tu viaje de pérdida de peso, permítanos comenzar repasando lo que esta guía hará por usted. Te mostraremos cómo evitar los 6 errores de pérdida de peso más comunes y te capacitaremos para seguir 9 cambios comprobados para perder peso y no recuperarlo para siempre.

Los errores más comunes que la mayoría de las personas comete una y otra vez con respecto a la pérdida de peso son:

1. **Falta de conocimiento.** El 99% de las personas no asistieron a la escuela de medicina ni estudiaron fisiología, bioquímica, patología y muchas otras materias duras y largas para adquirir algunos conocimientos básicos sobre cómo funciona el cuerpo. Incluso muchos de los que asistieron a la escuela de medicina a veces carecen de conocimientos específicos sobre nutrición o sobre la obesidad como enfermedad. Por lo tanto, para empezar, la mayoría de las personas no tienen información vital para conocer sus cuerpos y su situación física real. A menudo, las redes sociales no ayudan aquí, al contrario, promueven mucha desinformación. Intentamos brindar algunos conocimientos básicos en cada paso y hemos escrito otros libros para brindar aún más detalle a los interesados.

2. **Metas irreales.** Una vez que te conozcas a ti mismo y sepas cómo hacer las cosas, podrás establecer objetivos. Asegurarse de que tus objetivos estén alineados con tu vida y tu medio es un paso crucial hacia el éxito. Aquí tendrás todo un paso para aprender a crear objetivos realistas y alcanzables.

3. **Dietas excesivamente restrictivas.** Ser demasiado restrictivo puede significar uno de muchos errores, como reducir demasiadas calorías al día, eliminar grupos de alimentos completos, eliminar tus comidas favoritas y limitarte a alimentos "buenos", entre otros. Estas restricciones hacen que muchas "dietas" sean insostenibles a largo plazo. Algunas incluso tienen consecuencias negativas o efectos secundarios que pueden ser perjudiciales además de la recuperación de peso, que es la consecuencia principal y más común. Algunos de estos efectos incluyen desacelerar la tasa metabólica basal en respuesta a la baja ingesta de energía, generar ansiedad y atracones, y crear una relación disruptiva con los alimentos y la alimentación que afecta los hábitos nutricionales mucho tiempo después de la dieta fallida.

4. **Soluciones rápidas y sencillas.** Querer perder en pocas semanas el peso que tardó meses o años en acumularse mediante un estilo de vida poco saludable es más que una tendencia, sobre todo hacerlo sin mucho esfuerzo. Las dietas y los tratamientos de moda se ganan la vida con este antojo de solución fácil y rápida. El error es que después de la dieta o programa que podría funcionar momentáneamente, la mayoría de las personas vuelven al estilo de vida poco saludable que tenían antes. Esta guía está pensada como un cambio de estilo de vida para ayudar a perder y mantener el peso.

5. **Presión social.** El estigma del peso puede ser uno de los aspectos más terribles de tener sobrepeso u obesidad. La presión puede llevar a la mayoría de las personas a seguir una dieta determinada que otra persona hizo, recomendó o es aceptada por un determinado grupo social sólo para tener un respiro o

espacio. Las dietas impuestas socialmente o las modas pasajeras en materia de peso probablemente fracasarán, ya que no existe un compromiso personal en ellas y no se mantendrán en el tiempo. A través del conocimiento, esperamos brindarle las herramientas para poder refutar y superar las opiniones sociales y prosperar en la transformación de su estilo de vida.

6. **De alcance limitado.** La mayoría de las opciones para perder peso se centran únicamente en uno o dos factores del estilo de vida, generalmente la dieta o la actividad física. Aunque son importantes y la base de todo programa, por sí solos tienen una funcionalidad limitada. Un programa de pérdida de peso bien diseñado debe ser más integral y considerar muchos otros factores como el bienestar mental, el manejo del estrés y la ansiedad y el sueño. A través de esta guía, intentaremos brindarle los conceptos básicos sobre cómo implementar la atención plena en su proceso de pérdida de peso y bienestar.

Para perder peso de manera efectiva y no recuperarlo, múltiples acciones o cambios han resistido la prueba del tiempo, las modas sociales y los estudios científicos. Esta guía se basa en 9 de ellos.

1. **Modificaciones del estilo de vida a largo plazo.** Para perder peso necesitamos hacer algunos cambios momentáneos en nuestro estilo de vida. El factor clave aquí es convertir muchos de esos cambios en hábitos para que podamos mantener el peso perdido durante mucho tiempo. A través del conocimiento que obtendrás, también podrás reconocer cuándo podrías necesitar algunas pequeñas mejoras en tu estilo de vida durante el resto de tu vida para mantenerse saludable.

2. **Conciencia de sí mismo.** Conocer tu cuerpo y sus límites se convertirá en la piedra angular de tu viaje.

Cuanto más consciente seas de tus sentimientos, de las señales de hambre o saciedad y de tu capacidad cardiovascular, entre otros, más fácil te resultará fijar objetivos realistas y planificar en consecuencia para alcanzarlos. También te brindará la capacidad de encontrar los desencadenantes y los mejores mecanismos de afrontamiento para lidiar con el estrés, la ansiedad, la tristeza o cualquier otro sentimiento que te impida dar lo mejor de sí.

3. **Evita las modas pasajeras y las estafas.** Al adquirir conocimientos sobre lo que funciona y lo que no, podrás distinguir cuándo se trata simplemente de otra solución rápida o de una oferta dudosa y mantenerte alejado de las modas pasajeras y las estafas. Reconocerlos y mantenerte alejado de ellos te ahorrará tiempo, decepciones y dinero, a la vez que evitará riesgos innecesarios para su salud.

4. **Diario de alimentación y bienestar.** Una de mis citas favoritas dice "No puedes controlar lo que no puedes medir". Llevar un diario sobre los alimentos que comemos, nuestros sentimientos, las actividades físicas o ejercicio que realizamos, cómo dormimos y descansamos y muchas cosas más, nos hace más conscientes de cuántas decisiones tomamos y cómo nos afecta cada una de ellas. Al principio suena abrumador, pero con las herramientas adecuadas se convierte en una actividad rápida e incluso emocionante de realizar.

5. **Mantener porciones.** Es más fácil decirlo que hacerlo, la mayoría de las sugerencias de porciones son algo subjetivas. Aquí te presentaremos una forma fácil y completa de medir las porciones a lo largo del tiempo, que es consistente y te ayuda a controlar tu ingesta calórica con precisión.

6. **Evite los alimentos ultraprocesados y los alimentos con alto contenido de azúcar añadido.** Saber lo que se debe comer y las cantidades adecuadas hace que sea más fácil evitar los alimentos ultraprocesados y aquellos con azúcares añadidos, especialmente el jarabe de maíz con alto contenido de fructosa. La mayoría de estos productos son ricos en calorías y proporcionan poco o ningún valor nutricional. Con el tiempo aprenderás a no prohibirte los alimentos ultraprocesados o con azúcares añadidos, sino a consumirlos de forma esporádica y con moderación.

7. **Vuelve a entrenar tu gusto.** Muchos de nuestros gustos favoritos provienen del gusto adquirido y del entrenamiento repetitivo. A medida que aprendas a diseñar tus comidas, experimenta con nuevos ingredientes y sabores. Al conseguir tus objetivos generarás el refuerzo positivo, frecuentemente necesario, para controlar el gusto por lo dulce o comer más verduras.

8. **Hacer del ejercicio y el fitness una prioridad agradable.** Cuando tengas límites claros en tu estado físico y cardiovascular, podrás planificar un programa de ejercicios que te llevará a tu objetivo sin sentir que vas a morir o lesionarte en el camino. Cuando disfrutas algo y obtienes los resultados que deseas, te resulta más fácil querer más. Si a esto le sumas que en un equipo o club se pueden practicar muchos ejercicios o deportes, lograr tus objetivos se volverá adictivo. Cuanto más logras, mejor te sientes, más quieres. Te ayudaremos a diseñar tu programa de ejercicios para que puedas seguir tu camino con gusto.

9. **Consciencia.** Como dos de los principales errores que se cometen comúnmente tienen que ver con no cuidar el bienestar mental y tener un enfoque simple de comer

menos y moverse más, el practicar Mindfulness te permite evitarlo. Mindfulness significa estar presente para nosotros mismos y en contacto con nuestros cuerpos y sentimientos. El Mindful eating o la alimentación consciente nos permite ser más conscientes de lo que comemos, cómo lo hacemos, las porciones y cómo nos sentimos. La meditación consciente nos hace conscientes de nuestro cuerpo, de lo que lo estresa y de cómo reaccionamos. Al tener un enfoque más integral de nuestros sentimientos y cuerpos sobre la pérdida de peso, podemos tener una mejor aceptación, adaptabilidad y tolerancia durante todo el viaje.

A lo largo del camino, 4 aspectos principales para montar tu programa con éxito o seguir cualquier otro siempre dependerán de ti. Estos aspectos no sólo guiarán el diseño del programa, sino que serán los principales responsables de su éxito o fracaso a largo plazo.

1. **Honestidad.** Se consciente y siempre honesto acerca de dónde te encuentras en cualquier momento y de lo que sucedió en el pasado que te llevó allí. Puedes intentar engañar a los demás, pero no puedes engañarte a ti mismo, así que no pierdas tu valioso tiempo y recursos en eso. Si no te gusta cómo está resultando algo en tu vida en un momento dado, trabajemos para cambiarlo, no pretendamos que está bien ni lo aceptemos porque alguien más piensa que está bien.
   Está bien y puede ser importante pedir ayuda si en algún momento detectas algún riesgo o si sientes que la necesitas para lograr tus objetivos. Por eso existen grupos de apoyo y profesionales sanitarios especializados.

2. **Paciencia.** Lo que queremos es un estilo de vida más saludable. Se necesita toda una vida para vivirla, así que no te apresures. Como se mencionó, las soluciones

rápidas conducen a fallas rápidas y podrían ser peligrosas para tu salud. Los mejores resultados toman tiempo. Establece tus objetivos en determinados plazos y trabaja para alcanzarlos. No olvides permitirte cambiar y corregir el rumbo en cualquier momento.

3. **Resiliencia.** La vida da muchos giros inesperados y está llena de altibajos. Mantente enfocado en tus metas y sigue siempre adelante. El progreso es más importante que la perfección. Como dicen "Solo puedes fracasar cuando dejas de intentarlo", así que "Apunta a las estrellas y tal vez aterrices en la luna".

4. **Conocimiento.** ¡El conocimiento es poder! Cuanto más sepas, mejor podrás adaptar su programa, establecer planes y obtener resultados a largo plazo. Aprende a siempre seguir aprendiendo (es más fácil decirlo que hacerlo) sobre ti mismo, la comida, el ejercicio y la vida. Cuanto más sepamos, mejores decisiones podremos tomar.

   Aunque esta guía proporciona algunos conocimientos básicos en cada paso, intenta aprender todo lo que puedas sobre la obesidad, la pérdida de peso, los diferentes tipos de dietas, incluidas las de moda, y la sobre los productos alimenticios de fuentes acreditadas. No te dejes engañar por influencers de redes sociales y artistas famosos que hablan de salud o nutrición, apuesta por organizaciones serias y profesionales de la salud. En el libro **¡Prioridad número 1 tu!**, en la "Serie de control de peso de ERS", he tratado de brindar mucha más información sobre estos temas y múltiples recomendaciones de recursos basados en la ciencia y en más de 15 años de experiencia en el tema para ayudarte a comprender mejor la pérdida de peso.

CONSEJO ENORME: No dé por sentadas mis opiniones ni las de nadie y compárelas siempre con informes y publicaciones de organizaciones y revistas científicas confiables. Se dicen muchas verdades a medias para la venta de productos o servicios, especialmente en línea, que solo confunden y te harán gastar mucho en soluciones inútiles o arriesgadas.

Un par de conceptos que debemos conocer y tener claros antes de empezar es la diferencia entre obesidad y exceso de peso.

El exceso de peso se puede describir como tener depósitos de grasa superiores a ciertos porcentajes en la composición corporal o un IMC superior a 25 e inferior a 30. Aunque no es ideal para el cuerpo, el exceso de peso se puede controlar, tratar y, la mayoría de las veces, reducir con simples intervenciones en el estilo de vida. y dieta. Cuando el exceso de peso se convierte en Obesidad la cosa se complica mucho más.

¿Cuándo el sobrepeso se convierte en obesidad?

La obesidad es una enfermedad compleja y multifacética que no puede explicarse con definiciones simples. Se define como un exceso de grasa corporal hasta el punto de volverse patológico. Esto significa que perjudica la salud, aumenta el riesgo de complicaciones médicas a largo plazo y reduce la esperanza de vida de una persona. Una manera simplista de explicar en qué punto el sobrepeso se convierte en obesidad comenzaría por saber que el tejido graso (adipocito) no sólo almacena energía, sino que también produce múltiples sustancias que estimulan el apetito y la inflamación. Estas sustancias estresan al cuerpo y sirve como señal para darle más energía para almacenar como medida de supervivencia. Con poca grasa se produce poco de estas sustancias inflamatorias, pero a medida que la grasa se acumula, la producción aumenta. Al principio, el cuerpo puede contrarrestar estas sustancias inflamatorias y de señalización para mantener un equilibrio interno. Cuando se llega a una determinada cantidad de grasa acumulada, se sobrepasa la capacidad reguladora del organismo y se rompe el equilibrio. A partir de ese momento, se llama obesidad y se convierte en una enfermedad ya que comienza un círculo vicioso para ganar cada vez más grasa almacenada. Los adipocitos continúan creciendo y produciendo aún más sustancias para indicarle al cuerpo que almacene más grasa y se produce más inflamación. Si los factores de riesgo de nuestro propio cuerpo (genéticos) se suman a una dieta y un estilo de vida poco saludables para respaldar este ciclo de acumulación de grasa, se llega al punto en el que comienzan a producirse daños en los órganos y tejidos. Esto es la causa de enfermedades secundarias como hipertensión, diabetes, osteoartritis y algunos tipos de cáncer.

Dada la gran variabilidad de una persona a otra, la obesidad requiere una mirada integral a los diversos factores que contribuyen a sus causas y prevalencia. Comprender estos factores implica considerar la genética, los cambios ambientales y las influencias del estilo de vida. Si bien la genética desempeña un papel en la vulnerabilidad a la obesidad, el aumento significativo de las tasas de obesidad a nivel mundial exige un examen más detenido de los cambios ambientales y las opciones de estilo de vida que impulsan esta crisis de salud.

A diferencia del exceso de peso, la obesidad no responde completamente a una dieta temporal, ejercicio y podrían ser necesarias intervenciones adicionales para controlarla. Esto se debe a que el cuerpo ya ha alterado su metabolismo "normal" y se han establecido nuevos puntos de ajuste para muchas hormonas. Por tanto, la obesidad es una enfermedad crónica que se puede llegar a controlar, pero difícilmente curar, ya que puede reaparecer en cualquier momento que abandonemos el tratamiento o regresemos a los hábitos de vida poco saludables.

Las intervenciones médicas (medicamentos adicionales o cirugía) generalmente se consideran para personas que tienen un índice de masa corporal (IMC) de 30 o más o aquellos con un IMC de 27 o más acompañado de al menos una condición de salud relacionada con la obesidad (diabetes tipo 2, hipertensión, cáncer u otras enfermedades). Veremos poco más sobre eso en el Paso 1. El índice de masa corporal, aunque no muestra la composición corporal exacta o la cantidad real de grasa corporal, sí proporciona un buen punto de referencia estadístico de las complicaciones. Veremos más sobre esto en el paso 2.

Para seguir esta guía y configurar su programa necesitará escribir muchas cosas, así que consiga lápiz y papel. Como herramienta de apoyo, puede consultar nuestro Diario del programa de control de peso, que también forma parte de la "Serie de control de peso de ERS" en Amazon para ayudarlo con plantillas fáciles de completar para comenzar y un diario de 12 semanas para realizar un seguimiento. Como otra opción, hay varias plantillas disponibles en línea que podrían resultar útiles según sus necesidades. Sólo es cuestión de buscar y encontrar la que mejor se adapte a ti.

Espero que el proceso de creación de tu programa de pérdida de peso te resulte esclarecedor y empoderador para una vida sana y exitosa.

PASO 1: ESTABLECIENDO TU PUNTO DE PARTIDA

Antes de sumergirte en tu viaje de pérdida de peso, es fundamental realizar una autoevaluación y un control de salud exhaustivos. Comprender tu situación actual te ayudará a establecer objetivos significativos y realistas. Este paso implica examinar varios aspectos de tu vida que impactan tu peso y bienestar.

El sobrepeso y la obesidad pueden tener consecuencias de gran alcance en diversos aspectos de la salud física, mental y funcional. Comprender estos riesgos y consecuencias es vital para apreciar la importancia del control del peso. Éstos son algunos de los riesgos importantes asociados con el exceso de peso:

1. Diabetes mellitus tipo 2:

La obesidad es un factor de riesgo primario para la diabetes tipo 2. El exceso de grasa corporal, especialmente alrededor del abdomen, puede provocar resistencia a la insulina, lo que dificulta que el cuerpo regule los niveles de azúcar en sangre. La diabetes no controlada puede provocar complicaciones graves, como enfermedades cardíacas, daño renal y problemas nerviosos.

2. Presión arterial alta (hipertensión):

La obesidad aumenta la carga de trabajo del corazón y puede provocar presión arterial alta. La presión arterial elevada es un factor de riesgo importante de enfermedades cardiovasculares, incluidos infartos cardíacos, accidentes cerebrovasculares e insuficiencia cardíaca.

3. Ansiedad y Depresión:

Las personas con sobrepeso y obesidad tienen un mayor riesgo de experimentar ansiedad y depresión. El estigma social y la autoimagen negativa asociados con el exceso de peso pueden contribuir a problemas de salud mental. Estas condiciones, a su vez, pueden obstaculizar los esfuerzos por perder peso y crear un ciclo de alimentación emocional.

4. Cáncer:

La obesidad está relacionada con un mayor riesgo de varios tipos de cáncer, incluidos los de mama, colon, riñón y endometrio. El exceso de tejido graso puede producir hormonas y factores de crecimiento que promueven el desarrollo de células cancerosas.

5. Lesiones osteomusculares:

El peso adicional que soportan las personas con obesidad genera una tensión adicional en sus articulaciones, particularmente en las rodillas, las caderas y la espalda baja. Este aumento de carga puede provocar dolores articulares, osteoartritis y lesiones musculoesqueléticas.

6. Apnea del sueño:

La apnea obstructiva del sueño es una afección en la que la respiración se detiene temporalmente durante el sueño. La obesidad, especialmente el exceso de grasa alrededor del cuello, es un factor de riesgo común. La apnea del sueño puede provocar fatiga crónica y mayor riesgo de accidentes y problemas cardiovasculares.

7. Enfermedades cardiovasculares:

La obesidad está estrechamente relacionada con las enfermedades cardíacas. Puede provocar afecciones como aterosclerosis (endurecimiento y reducción de tamaño de las arterias), ataques cardíacos e insuficiencia cardíaca congestiva.

8. Problemas de fertilidad:

El sobrepeso y la obesidad pueden afectar el equilibrio hormonal, provocando problemas de fertilidad tanto en hombres como en mujeres. En las mujeres, puede provocar ciclos menstruales irregulares y dificultad para concebir, mientras que en los hombres puede reducir la calidad del esperma.

Estos son sólo algunos ejemplos de los muchos riesgos físicos, mentales y funcionales asociados con el sobrepeso y la obesidad. Puede afectar la capacidad de realizar las tareas diarias, lo que lleva a una disminución de la movilidad y la independencia. Es esencial reconocer el profundo impacto que el exceso de peso puede tener en la salud y el bienestar general. Abordar las preocupaciones relacionadas con el peso mediante cambios en el estilo de vida y orientación profesional puede reducir significativamente estos riesgos y mejorar los resultados de salud a largo plazo.

ACTIVIDAD: HISTORIA MÉDICA Y AUTOEVALUACIÓN

1. Historial Médico Básico y estado actual: Empieza por hacer un balance de tu salud. Pregúntate:

¿Cuándo fue la última vez que me hice un examen físico y control de laboratorio?

Antes de iniciar cualquier programa relacionado con la salud, es importante conocer el estado actual de nuestro organismo. Un examen médico exhaustivo y exámenes de laboratorio pueden ayudarnos a encontrar situaciones que no se han presentado o no han mostrado síntomas de enfermedad. Este suele ser el caso de la resistencia a la insulina y la diabetes, la presión arterial alta o incluso el cáncer. Los laboratorios más habituales suelen ser la Biometría hemática, química sanguínea completa o de más de 35 elementos y el examen general de orina. En casos particulares hay que realizar estudios específicos para valorar la función de varios órganos.

¿Tengo alguna enfermedad crónica diagnosticada y actualmente en tratamiento? Ejemplos como diabetes o presión arterial alta.

Las enfermedades crónicas tienen necesidades particulares y presentan diferentes desafíos para cualquier programa de pérdida de peso. Su tratamiento o evolución puede necesitar incluir dietas específicas, provocar limitaciones en la actividad física o tener consideraciones especiales dados los medicamentos que se utilizan para tratarlos. Si tienes alguna enfermedad crónica adicional que requiera supervisión continua, debes hablar con tu médico y un grupo de profesionales de la salud, incluido un nutricionista, para que tu programa de pérdida de peso sea revisado y adaptado específicamente a tus necesidades.

Los factores de riesgo para desarrollar diabetes o hipertensión incluyen:

i) Antecedentes familiares de presentar cualquiera de los dos (abuelos, padres, hermanos o hermanas)
ii) Obesidad o IMC superior a 30.
iii) Vida sedentaria (realizar ejercicio menos de 30 minutos 3 veces por semana).
iv) Bajo en vegetales y alto en grasas y carbohidratos (cereales y azúcares) en la dieta diaria

¿Siento limitaciones de movilidad o dolor crónico?

Muchas condiciones a lo largo de la vida pueden limitar nuestra movilidad, haciendo que incluso las tareas diarias más simples sean un gran desafío. Una parte importante de cualquier programa de pérdida de peso es la actividad física. Comprender qué tan graves son tus limitaciones de movilidad, si las hay, dictará muchas condiciones para tu programa a corto y largo plazo.

¿Estoy tomando algún medicamento regularmente (diaria o semanalmente)?

Todo medicamento se prescribe por una razón, su uso siempre debe compensar los riesgos o efectos secundarios que provoca cada sustancia. Es importante hablar con un médico sobre todos los medicamentos que tomamos regularmente antes de comenzar un programa de pérdida de peso para ajustar el programa o las dosis para que sea seguro.

Si debes considerar los medicamentos que se compran sin receta como analgésicos o AINE (ibuprofeno o paracetamol) para el dolor de articulaciones o espalda, omeprazol o pantoprazol para el reflujo o malestar gástrico y otros si los tomas de manera recurrente.

Evaluar tu estado de salud es esencial, ya que proporciona una base para comprender tus necesidades únicas y los posibles riesgos para tu salud.

2. Historial de peso: examina tu historial de peso para obtener información sobre tu viaje. Reflexionar sobre:

¿Cuándo empezaste a preocuparte por tu peso?

En muchos casos, la pérdida de peso ha sido un problema durante mucho tiempo. Recordar los motivos por los que deseas someterse a un programa para perder peso que te cambie la vida puede ayudar a definir los objetivos y estrategias a utilizar.

¿Te sientes cómodo hablando de tu peso contigo mismo y con los demás?

No es raro que no nos sintamos cómodos hablando con nadie, ni siquiera con profesionales sanitarios especializados en obesidad, sobre nuestro peso. Una gran razón de esto es el estigma social y los tabúes que rodean a la obesidad y el control del peso. Es importante reconocer si nos sentimos incómodos para buscar los motivos y superarlos a tiempo. Este proceso puede ser largo y se abordará en los próximos pasos.

¿Cuál es el peso más alto que has alcanzado?

Es importante saber cuál es el peor caso por el que has pasado para recordar que puedes mejorar y mejorará con el tiempo y el programa de pérdida de peso correcto.

¿Qué métodos de pérdida de peso te han funcionado en el pasado?

La mayoría de nosotros hemos pasado por múltiples dietas y programas a corto plazo. Ya sea una dieta cetogénica, baja en carbohidratos, alta en proteínas u otro tipo de dieta, muchas podrían habernos ayudado a perder algo de peso. Anota lo que te ha funcionado o te ha hecho sentir mejor para perder peso.

¿Qué dietas o intentos de adelgazamiento han fracasado y has conseguido recuperar el peso perdido?

La mayoría de las dietas y programas de corta duración fracasan y se recupera peso por distintos motivos. En muchos casos, dietas como la Keto o altas en proteínas no se pueden utilizar por periodos prolongados debido a los riesgos y complicaciones que pueden tener en el organismo. Por lo tanto, no son las mejores opciones a largo plazo para bajar y mantener el peso.

Tu historial de peso puede revelar patrones y preferencias que serán valiosos para crear tu plan de pérdida de peso.

3. Aspectos emocionales: Reconoce los aspectos emocionales relacionados con tu peso. Pregúntate y analiza:

¿Cómo te sientes actualmente con respecto a tu cuerpo y peso?

Dado el terrible estigma presente en la sociedad moderna contra el sobrepeso y la obesidad, es común tener malos sentimientos hacia uno mismo. Una vez que estos malos pensamientos se vuelven realidad para ti, es difícil deshacerse de ellos. Hay maneras de reconocerlos y superarlos. Buscar ayuda profesional en caso necesario podría resultar invaluable si crees que lo requieres.

¿Qué crees que sienten los demás acerca de tu peso?

Como mencionamos, el estigma contra la obesidad está presente en la mayoría de los aspectos de la sociedad. Concéntrate en distinguir a las personas que crees que te apoyan junto con tu decisión de iniciar un programa de pérdida de peso. A la hora de montar tu grupo de apoyo se volverán fundamentales esas personas.

¿Cómo te sientes cuando comes? ¿Comes en respuesta a emociones como la tristeza o el estrés?

Un aspecto importante a tener en cuenta es nuestra relación con la comida. Es importante descubrir tus patrones y tu relación con la comida. Las técnicas de mindfulness y alimentación pueden ayudar en algunos aspectos, pero ser consciente de la situación es el primer aspecto y el más importante.

Reconocer los aspectos emocionales de tus relaciones con los demás, con la comida y con tu cuerpo es fundamental para abordar posibles situaciones mentales y de alimentación emocional para construir un estado mental más saludable.

4. Aspectos del estilo de vida: considera tu estilo de vida y tus hábitos diarios. Explorar:

¿Cómo es tu calidad de sueño? ¿Duermes bien toda la noche o te despiertas con frecuencia?

El descanso de buena calidad y el peso tienen una estrecha relación. Las personas que duermen mal tienden a ganar peso más fácilmente. El aumento de peso también está relacionado con la apnea del sueño o dificultad para respirar que provoca continuos despertares durante la noche.

¿Te despiertas sintiéndote renovado por la mañana o te sientes cansado a menudo?

Dormir mal o insuficientemente nos hará sentir cansados por la mañana. Esto podría llevarnos a consumir altas cantidades de estimulantes y azúcares para elevar los niveles de energía durante el día. Además, nos hará menos tolerantes al estrés. Estos factores contribuyen al aumento de peso con el tiempo.

¿Cómo es tu rutina de ejercicios? ¿Realizas actividad física a diario?

Los estilos de vida sedentarios conllevan muchos riesgos para la salud a largo plazo, mientras que realizar actividades físicas todos los días o al menos 5 veces por semana tiene muchas ventajas para la salud. Una de las ventajas más importantes para tu programa de pérdida de peso es consumir energía y elevar la tasa metabólica para ayudarte a perder peso más fácil.

¿Estás satisfecho con sus hábitos alimentarios actuales o comes a menudo lo que crees que no deberías?

Tener una dieta equilibrada y nutritiva en la sociedad moderna puede resultar un desafío para muchas personas debido a sus horarios y dinámica social. Los alimentos ricos en calorías de fácil y rápido acceso son la base de la dieta de muchas personas en la actualidad.

Comprender tus rutinas y comportamientos diarios te ayudará a identificar áreas de mejora y a establecer objetivos realistas para lograr un cambio positivo.

Tomarte el tiempo para evaluar estos aspectos de tu vida sienta las bases para un proceso exitoso de pérdida de peso. Es un primer paso fundamental para crear un plan personalizado que se alinee con tus circunstancias y objetivos únicos.

ACTIVIDAD: PUNTUACIÓN FUNCIONAL Y DE RIESGO

Luego de responder a fondo las preguntas anteriores, analizar tu estado de vida actual y someterte a una revisión médica completa (si es posible), anota cuál de las siguientes etapas se asemeja a tu estado de salud, mental y funcional actual.

Estado de salud médica:	
No tienes ningún factor de riesgo, enfermedad o síntoma físico. Los análisis de sangre y químicos son completamente normales y dentro de los rangos.	0
Factores de riesgo para la salud familiar y/o personal, resultados anormales en sangre, laboratorio químico o pruebas físicas que muestren enfermedades subclínicas (presión arterial alta, glucosa alta en ayunas, hemoglobina glicosilada alta, u otras).	1
Enfermedad crónica diagnosticada (Diabetes Mellitus, Hipertensión, Apnea obstructiva del sueño, artrosis, reflujo gástrico, otras)	2
Historia de Infarto de Miocardio, Insuficiencia cardíaca, complicaciones por diabetes, artrosis incapacitante.	3
Diagnosticado con una enfermedad en etapa terminal.	4

Salud mental	
Sin síntomas de alteración alguna.	0
Síntomas leves de agotamiento (estresado, siempre cansado, dificultad para concentrarse, reacciones de enojo o pérdida total de interés), tristeza o ansiedad ocasionales, atracones ocasionales o comer debido a emociones.	1
Síntomas moderados de agotamiento (estresado, siempre cansado, dificultad para concentrarse, reacciones de enojo o pérdida total de interés), tristeza o ansiedad frecuentes para ser diagnosticado con depresión leve o trastorno de ansiedad, atracones frecuentes o comer debido a las emociones.	2
Síntomas de agotamiento severo (estresado, siempre cansado, dificultad para concentrarse, reacciones de enojo o pérdida total de interés), Tristeza o ansiedad severa para ser diagnosticado con depresión mayor o trastorno de ansiedad, atracones continuos o comer debido a emociones diagnosticadas o equivalentes a un trastorno alimentario.	3
Mentalmente incapacitado.	4

Estado funcional	
Sin limitaciones funcionales o de movimiento.	0
Algunas limitaciones, como pérdida de aliento ante esfuerzos leves, dolor ocasional de espalda o articulaciones, fatigarse con facilidad y dificultad leve para moverse o realizar las tareas cotidianas.	1
Limitaciones moderadas o dificultad para moverse. Dolor común de espalda y articulaciones, y pérdida de aliento con tareas y actividades simples.	2
Mayores limitaciones funcionales como incapacidad para caminar distancias pequeñas o moverse sin dispositivos de soporte adicionales. No puedo completar las actividades cotidianas.	3
No puede moverse ni realizar actividades cotidianas sin ayuda.	4

Comprobación de resultados para el paso 1

Después de analizar tu autoevaluación y puntuar tu situación actual, veamos qué sigue para tu caso.

1) Si solo tienes 0, puede continuar con el paso 2.
2) Si tienes uno o algunos estados de nivel 1 seleccionados. Es recomendable acudir a un profesional de la salud para valorar cualquier riesgo que puedas tener, pero puedes continuar con el paso 2.
3) Si en alguna de las tablas anteriores seleccionaste solo un estado de nivel 2 y el resto son 1 o 0, podrías beneficiarte de que un profesional de la salud y experto en obesidad revise tu caso. Continuar sin supervisión médica podría retrasar el tratamiento adecuado y llevar a mayores riesgos.
4) Si seleccionaste dos o más estados de nivel 2 o superior en cualquiera de las tablas, necesitas que un profesional de la salud revise y lleve tu caso.

PASO 2: MEDIDAS

Ahora que has revisado tu estado de salud inicial, pasamos a las mediciones. Hay dos medidas básicas necesarias: peso y altura. El resto de medidas corporales que registrarás son para evaluar otros riesgos para la salud y tener un punto de referencia para tu viaje de pérdida de peso.

Medir y rastrear con precisión las dimensiones de tu cuerpo es un aspecto fundamental en tu proceso de pérdida de peso. En este paso, exploraremos varias medidas antropométricas, incluido el índice de masa corporal (IMC), y su uso. Además, abordaremos los riesgos para tu salud específicos asociados con la circunferencia abdominal y del cuello.

1. Peso:

Mide y anota tu peso. Puedes utilizar cualquier báscula que tengas disponible. El peso puede variar hasta 3 kilos durante un día determinado. Mide siempre su peso en condiciones similares. Intenta hacerlo por la mañana después de despertarte para reducir la variabilidad del peso debido a las actividades diarias. Utiliza la menor cantidad de ropa posible para la medición, así podremos estar seguros de que es solo tu cuerpo y no la ropa o accesorios que estamos registrando.

Es importante asegurarnos de que la báscula que utilizamos esté correctamente calibrada. En el caso de las básculas mecánicas asegúrate de que marca 0 antes de pisarla. Si no es así, las básculas mecánicas domésticas suelen tener un perno o algún tipo de mecanismo de ajuste debajo o detrás del dial de peso. Para básculas digitales, se recomienda tomar al menos 2 o 3 mediciones y registrar el segundo o tercer resultado que obtenga. Para comprobar si está bien calibrado pesa algo que sepas y estés seguro de su peso, pueden ser alimentos (paquetes de arroz, botellas de refrescos u otros productos). Si necesitas calibrar tu báscula digital consulta en el manual de usuario los pasos y recomendaciones necesarios, suele ser un proceso bastante sencillo.

2. Altura:

Mídete y registra tu altura. Si no tienes un dispositivo de medición especializado, puedes hacerlo usando cualquier regla y un lápiz. De pie lo más erguido posible con la espalda contra la pared, asegúrese de que los pies estén juntos y los tobillos toquen la pared. Luego, coloca la regla lo más recta posible sobre tu cabeza tocando el cráneo (quita cualquier peinado que pueda agregar altura) y la pared perpendicular al piso. Marca con un lápiz el lugar donde la regla toca la pared. Luego, usando cualquier cinta métrica, mida la distancia desde el lugar hasta el suelo.

3. Índice de masa corporal (IMC):

El IMC es una herramienta comúnmente utilizada para evaluar si su peso está dentro de un "rango saludable" en relación con su altura. Se calcula usando la siguiente fórmula:

IMC = (Peso en kilogramos) / (Estatura en metros)^2

Esto es lo que generalmente indican los diferentes rangos de IMC:

Bajo peso: IMC inferior a 18,5

Peso normal: IMC de 18,5 a 24,9

Sobrepeso: IMC de 25 a 29,9

Obesidad: IMC 30 o superior

Si bien el IMC proporciona una estimación aproximada de su estado de salud general, no tiene en cuenta factores como la masa muscular y la composición corporal. Por lo tanto, es importante utilizar el IMC junto con otras mediciones y evaluaciones. El principal y más importante uso del IMC es que la mayoría de los estudios sobre obesidad y sus complicaciones están referenciados a él. Por tanto, podemos conocer por el IMC el riesgo de sufrir o presentar otras enfermedades a corto y largo plazo.

4. Otras Medidas Antropométricas:

Además del peso y el IMC, es necesario realizar un seguimiento de otras medidas antropométricas durante la pérdida de peso para realizar un seguimiento adecuado del progreso a lo largo del tiempo. Para estandarizar al máximo la forma de tomar medidas, siempre debemos tomarlas de pie. En algunos casos, es posible que necesitemos que alguien nos ayude a realizar este paso. Las diferentes medidas corporales a tener en cuenta durante la pérdida de peso son:

Circunferencia del cuello: Aunque se mide con menos frecuencia, un aumento en la circunferencia del cuello puede indicar la presencia de grasa en la parte superior del cuerpo y puede estar asociado con la apnea obstructiva del sueño, una afección que afecta la respiración durante el sueño.

Podemos medirlo usando una cinta métrica o algún material flexible como una cinta o cuerda que luego se pueda medir. Coloca la cinta alrededor de tu cuello al nivel de la garganta. Registra la medida y anótala.

Circunferencia del pecho: El aumento de la circunferencia del pecho puede indicar una acumulación excesiva de grasa alrededor del corazón y los órganos vitales. Esto puede elevar el riesgo de enfermedades cardiovasculares, incluidas enfermedades cardíacas e hipertensión. En las mujeres, la grasa tiende a acumularse en el pecho en las mamas, y suele ser una de las primeras medidas en cambiar durante un programa de adelgazamiento.

Al igual que con la circunferencia del cuello, utilizando la cinta métrica, colócala alrededor del pecho pasando por encima de los pezones. Registra la medida y anótala.

Circunferencia del brazo: Medir la circunferencia del brazo puede ayudar a distinguir entre masa muscular y grasa en la parte superior del cuerpo. El exceso de grasa en los brazos puede indicar un mayor porcentaje de grasa corporal general, lo que se asocia con riesgos para la salud relacionados con la obesidad.

Obtener esta medida en el mismo punto siempre es difícil, por lo que aquí tienes una manera de acercarte lo más posible cada vez. Toca tu hombro hasta que sientas un hueso prominente en el borde esa es la espina escapular y la clavícula. Desde allí hasta el codo, intenta localizar el punto medio. En ese punto coloca la cinta métrica alrededor del brazo y registra la medida.

Circunferencia de la cintura: Medir la circunferencia de la cintura al nivel del ombligo puede proporcionar información sobre la grasa abdominal. El exceso de grasa abdominal se asocia con un mayor riesgo de enfermedades metabólicas, incluidas enfermedades cardíacas y diabetes. La grasa acumulada en el abdomen tiende a darle al cuerpo forma de manzana y es más común en los hombres.

Es más fácil de medir siempre en el mismo nivel. Simplemente obtén esta medida colocando la cinta métrica alrededor de tu abdomen al nivel del ombligo. Registra la medida y anótala.

Circunferencia de la cadera: medir la circunferencia de la cadera es un indicador importante de cómo se distribuye la grasa en la parte inferior del cuerpo. Para muchas personas, especialmente las mujeres, la grasa tiende a acumularse en la región de la cadera y los muslos, lo que da como resultado un cuerpo con forma de pera.

Intentaremos medir siempre la circunferencia a la altura de las espinas femorales. Estas espinas son los huesos que sientes que sobresalen a los lados de las caderas. En algunos casos hay mucha grasa acumulada en la zona lo que dificulta la localización de los huesos. Para tener una referencia del nivel de medida, pasa aproximadamente por la mitad de los glúteos.

Circunferencia del muslo: La medición de la circunferencia de las piernas puede proporcionar información sobre la distribución de la grasa en la parte inferior del cuerpo. Las personas con obesidad suelen almacenar un exceso de grasa en las piernas, lo que puede ser un marcador de alteraciones metabólicas.

Al igual que con la medida del brazo, debemos buscar un nivel alrededor de la mitad del muslo que facilite tener todas las medidas aproximadamente en el mismo lugar. En este caso tomamos la rodilla como referencia inferior y la cadera como referencia superior (podemos utilizar el mismo nivel que utilizamos para la medida de la cadera). Encentra el punto medio y registra tus medidas.

Comprender estas medidas te permite evaluar tu composición corporal e identificar posibles riesgos para la salud relacionados con el exceso de grasa corporal. Ten en cuenta que el peso por sí solo no proporciona una imagen completa de tu salud. La distribución de la grasa en el cuerpo juega un papel fundamental a la hora de determinar los riesgos asociados.

A medida que avances con tu programa de pérdida de peso, recuerde que estas mediciones sirven como herramientas valiosas para controlar tu progreso. Te ayudarán a realizar un seguimiento de los cambios en la composición de tu cuerpo, asegurándote de que estas avanzando hacia tus objetivos deseados de salud y peso.

ACTIVIDAD: MEDICIÓN DEL CUERPO

Empecemos con las medidas generales (peso y altura) para luego continuar desde la parte superior del cuerpo hacia abajo. Utiliza un cuadro, una hoja de cálculo o una tabla para anotar cada medición y poder compararlas en el futuro a medida que avanza tu programa. Luego continuaremos con algunas mediciones calculadas para evaluar el riesgo de otras enfermedades crónicas.

Medir el IMC :

1.- Tener registrada tu altura en metros. Si te mediste en pies, multiplica tu altura en pies por 0,3048 y la altura en pulgadas por 0,0254.

Fórmula: (pies x 0,3048) + pulg x 0,0254) = m

EJEMPLO DE TRANSFORMACIÓN DE ALTURA DE PIES A METROS	
5´0"	1,52
5´1"	1,55
5´2"	1,57
5´3"	1.6
5´4"	1,62
5´5"	1,65
5´6"	1,67
5´7"	1,70

5´8″	1,73
5´9″	1,75
5´10″	1,78
5´11″	1,80
6´0″	1,82

2.- Tener registrado tu peso en Kilogramos. Un kilogramo equivale a 2,204 libras. Si lo mides en libras debes dividirlo entre 2,204.

Fórmula: peso en lb / 2,204 = Kg

3.- Calcula el IMC dividiendo el peso en kilogramos por el cuadrado de la altura en metros.

Fórmula: peso en Kg / (altura en m x altura en m) = IMC

Un ejemplo de una persona de 6 pies (1.82 m) y 176 libras (80 kg) es:

IMC = 80 / (1,82 x 1,82) = 24,15

Medición de la relación cadera-cintura:

1.- Toma las medidas de tu circunferencia de cintura y cadera y conviértelas a centímetros. Esto se hace de la misma manera que en la medición del IMC.

Fórmula: (pies x 0,3048) + (pulg x 0,0254) = resultado x 100

2.- Divide la medida de tu cintura por la medida de tu cadera.

Fórmula: Circunferencia de cintura (cm) / Circunferencia de cadera (cm)

3.- Anota tu resultado.

Medición de pesos máximos calculados.

1.- Para medir el peso máximo "saludable" y el peso máximo "sin obesidad" necesitamos nuestra altura en metros calculada en el IMC

2.- Para ambos casos utilizamos el cuadrado de la altura multiplicado por el límite de IMC para cada categoría.

Peso máximo "saludable":

Fórmula: (alto (m) x alto (m)) x 24,99

Peso máximo "sin obesidad":

Fórmula: (alto (m) x alto (m)) x 29,99

Para la persona de 1.82 m de altura, el ejemplo sería:

El peso máximo saludable sería (1,82 x 1,82) x 24,99 = 82,7 kg o multiplicado por 2,204 equivale a 182,4 lb.

Comprobación de resultados para el paso 2

Después de registrar tus medidas y calcular las sobrantes, veamos cómo te va y qué sigue para tu caso.

Para la circunferencia de la cintura:

La circunferencia de la cintura se relaciona positivamente con la cantidad de grasa visceral y el riesgo de desarrollar enfermedades relacionadas con la obesidad. El riesgo es el siguiente según el género genético y la medida en centímetros.

Género genético	Aumento del riesgo	Riesgo sustancialmente mayor
Masculino	Más de 94 cm	Más de 102 cm
Femenino	Más de 80 cm	Más de 88 cm

Para el IMC:

1) Menos de 18,5: estás en la zona de bajo peso. Deberías considerar un programa de aumento de peso y una evaluación profesional.
2) 18,6 a 24,99: estás en la zona de "peso saludable". Debería considerar un estilo de vida de mantenimiento de peso.
3) 25 a 29,99: Estás en la zona de sobrepeso. Podrías beneficiarte de un programa de pérdida de peso y algunos cambios en el estilo de vida para reducir el riesgo de enfermedades crónicas en el futuro.
4) 30 y más: Estás en la zona de obesidad. Cuanto mayor es el IMC mayor es el riesgo de presentar enfermedades crónicas como hipertensión, diabetes u osteoartritis junto con otras enfermedades como el cáncer. Se beneficiaría de un programa de pérdida de peso. Si ya existe alguna enfermedad asociada o su IMC es superior a 35, debe consultar a un profesional de la salud para recibir tratamiento y evaluación adicional.

Para la relación cadera-cintura:

La relación cadera-cintura nos permite saber cómo se distribuye la grasa corporal. La distribución de la grasa androide se asocia con mayores riesgos de enfermedades crónicas, mientras que la ginecoide se asocia con problemas del flujo sanguíneo de retorno venoso y enfermedades vasculares.

Distribución de grasa	Masculino	Femenino
Androide	Igual o superior a 0,8	Igual o superior a 1,0
Ginecoide	Menos de 0,8	Menos de 1.0

Analizando los resultados:

Ahora que tienes tus medidas deberías poder reconocer y evaluar 3 cosas:

1) El riesgo de presentar o padecer enfermedades crónicas relacionadas con el peso. Si tu acumulación de grasa se encuentra principalmente en el abdomen (androide) y está por encima de los límites de riesgo, te beneficiarás de un programa de pérdida de peso. Si sientes que tu caso es de alto riesgo por alguna situación agregada o imposibilidad de realizar actividades físicas, debes visitar a un profesional de la salud para recibir apoyo especializado.

2) Si estás en zonas de sobrepeso u obesidad. Cuanto mayor sea el IMC, mayores serán los riesgos de enfermedades relacionadas y es menos probable que una dieta y un programa de actividades diseñados por ti solo controlen la enfermedad.

3) Los límites de peso estadísticamente seguros según su altura para reducir el riesgo de complicaciones relacionadas con el peso o la obesidad. Estos límites podrían servir como parte de los objetivos principales de su programa.

PASO 3: REGISTRA Y ANALIZA TU ESTILO DE VIDA

Tu estilo de vida juega un papel fundamental en tu peso y salud general. Este paso consiste en volverte más consciente de las decisiones que tomas todos los días. Al registrar y analizar varios aspectos de tu estilo de vida, puedes obtener información valiosa y tomar decisiones informadas.

Antes de profundizar en los detalles, es esencial comprender el poder de la atención plena o mindfulness. Ser consciente significa estar plenamente presente y consciente de tus pensamientos, acciones y emociones. Se trata de elegir conscientemente hábitos más saludables y reconocer cómo estas elecciones impactan tu bienestar a medida que aprendemos a ser conscientes de nuestra vida. Comencemos con solo 4 aspectos: alimentación, estado físico y actividades, sueño y recuperación, y, por último, pero no menos importante, nuestros sentimientos y estado mental.

No se puede subestimar la importancia de los horarios de alimentación y el horario de las comidas en el contexto de un estilo de vida saludable. Establecer horarios de alimentación regulares ayuda a crear una sensación de estructura y coherencia en tu vida diaria. Cuando comes a horas constantes, el reloj interno de tu cuerpo, conocido como ritmo circadiano, puede adaptarse y funcionar de manera óptima. Esto, a su vez, mejora la digestión, el metabolismo y la regulación energética. Además, tener horarios de comida designados promueve un mejor control de las porciones y reduce la probabilidad de comer snacks impulsivos y poco saludables. También permite la adecuada utilización de los nutrientes y la regulación de los niveles de azúcar en sangre. Al prestar atención al horario de tus comidas y mantener horarios de alimentación regulares, le brindas a tu cuerpo la oportunidad de funcionar de la mejor manera y contribuir a tu salud y bienestar general.

No se puede enfatizar lo suficiente la importancia del ejercicio y las actividades físicas en la vida diaria. Realizar actividad física con regularidad es una de las piedras angulares de la salud y el bienestar general. El ejercicio ofrece una amplia gama de beneficios, que incluyen mejorar la salud cardiovascular, fortalecer músculos y huesos, estimular el metabolismo y mejorar el estado de ánimo y la claridad mental. Desempeña un papel crucial en el control del peso, ayudando a elevar el gasto energético y a mantener una composición corporal saludable. Además, la actividad física regular reduce el riesgo de enfermedades crónicas, como enfermedades cardíacas, diabetes y ciertos tipos de cáncer. Más allá de las ventajas físicas, el ejercicio promueve una sensación de logro, aumenta la autoestima y puede servir como un poderoso calmante para el estrés. No se trata sólo de la cantidad de ejercicio, sino también de la consistencia y el disfrute que obtengas de él. El ejercicio también puede convertirse en una actividad de formación de vínculos sociales que puede contribuir a muchos más beneficios emocionales y mentales a largo plazo.

Dormir bien y tener hábitos de sueño saludables, a menudo denominados higiene del sueño, son fundamentales para la salud y el bienestar general. Un sueño de calidad es esencial para mantener la capacidad del cuerpo de repararse y rejuvenecerse, tanto física como mentalmente. Durante el sueño reparador, el cuerpo regula los niveles hormonales, repara los tejidos y apoya el sistema inmunológico. Dormir lo suficiente se asocia con una mejor función cognitiva, una mayor consolidación de la memoria y una mejor regulación del estado de ánimo. Por el contrario, la falta crónica de sueño se ha relacionado con una gran cantidad de problemas de salud, incluido un mayor riesgo de obesidad, enfermedades cardíacas, diabetes y trastornos del estado de ánimo. Practicar una buena higiene del sueño, que implica crear un entorno propicio para el sueño, mantener un horario de sueño constante y evitar perturbadores del sueño como el tiempo excesivo frente a la pantalla antes de acostarse, puede mejorar significativamente la calidad y la duración del sueño. Priorizar el buen sueño es un pilar fundamental de un estilo de vida saludable.

Ser consciente de nuestros sentimientos y estado emocional es crucial para nuestro bienestar mental. Las emociones son una parte integral de nuestra experiencia humana, y reconocerlas y comprenderlas es esencial para una autoexpresión y llevar relaciones interpersonales saludables. El mindfulness nos permite reconocer y procesar nuestras emociones, fomentando el autoconocimiento y la inteligencia emocional. Al estar en sintonía con nuestros sentimientos, podemos gestionar mejor el estrés, la ansiedad y otros desafíos emocionales, lo que en última instancia fomenta una mayor resiliencia mental y salud psicológica. Además, practicar la atención emocional te permite tomar decisiones conscientes en respuesta a tus emociones, en lugar de reaccionar impulsivamente. Esto es particularmente importante para abordar cuestiones como la alimentación emocional, donde las emociones pueden desencadenar un consumo de alimentos no saludables, y el agotamiento emocional, donde el estrés emocional prolongado puede provocar agotamiento y deterioro de la salud mental. Si somos conscientes de nuestros sentimientos y emociones, podemos afrontar estos desafíos de manera efectiva, promoviendo la empatía, la comprensión y una vida más equilibrada y plena.

ACTIVIDAD: REGISTRA TU ESTILO DE VIDA

Escribir y seguir meticulosamente nuestras experiencias diarias puede ser una herramienta poderosa para cultivar la atención plena y la superación personal. Nos proporciona un registro tangible de nuestras acciones, elecciones y las circunstancias que las rodean. Al documentar los aspectos positivos y negativos de nuestras vidas, obtenemos información valiosa sobre lo que influye en nuestras decisiones. Esta práctica nos invita a reflexionar sobre nuestros comportamientos, analizar los desencadenantes y motivaciones detrás de ellos e identificar patrones en nuestras acciones y reacciones. Es una plataforma de autoevaluación que nos permite celebrar nuestras victorias y reconocer nuestros errores sin juzgar. Este proceso es un paso importante para lograr el crecimiento y la transformación personal. A medida que escribimos cosas y revisamos constantemente nuestras experiencias diarias, podemos refinar nuestra toma de decisiones, mejorar nuestra conciencia y trazar un rumbo para la mejora continua. Nos permite adaptarnos, aprender y evolucionar diariamente, fomentando una conexión más profunda con nosotros mismos y una vida más intencional y consciente.

Para esta actividad realizaremos un seguimiento de nuestros hábitos durante al menos una semana de nuestro estilo de vida habitual. Si la semana que estamos siguiendo tiene variaciones, viajes, eventos especiales u otras actividades que no son comunes a nuestra vida habitual, es mejor hacerlo al menos durante dos semanas. Puedes utilizar un diario comercial especializado como el que he publicado, descargar plantillas en línea o utilizar un cuaderno sencillo para empezar a escribir todo lo que puedas sobre los siguientes temas. Asegúrate de hacerlo en un formato estandarizado que te permita realizar comparaciones y un análisis profundo tras el tiempo de grabación.

1. Horarios de alimentación y diario de alimentación:

- Mantén un registro de cuándo comes. Esta práctica puede ayudarte a identificar patrones en tus hábitos alimentarios. Registra la fecha y hora de las comidas, incluso los refrigerios pequeños cuentan.

- Presta atención a lo que comes, al tamaño de las porciones y a los tipos de alimentos que consumes. Se lo más específico posible. No es lo mismo escribir "una hamburguesa con papas fritas" que "1 pan de hamburguesa, 8 oz de carne molida a la parrilla, 1 oz de queso cheddar, 10 oz de papas fritas, 5 cucharadas de kétchup y 2 de mostaza". Al diseñar tu plan de alimentación en pasos futuros, será útil aprender a ser específico. También es importante anotar el método de preparación o cocción dada la cantidad de grasa que se puede agregar a los alimentos al agregar aceites y freír. Documenta su estado emocional al comer y trata de estar consciente si comes por hambre o antojos, especialmente snacks o bocadillos.

- Registra tu ingesta de agua y líquidos. Es importante realizar un seguimiento de cuánto y cuándo bebes líquidos. Incluye agua, café, té, refrescos, cerveza o cualquier tipo de bebida, incluso bebidas alcohólicas.

2. Actividades Físicas:

- Realiza un seguimiento de tus actividades físicas, incluido el tipo, la duración y la intensidad del ejercicio. Para registrar la intensidad, puedes medirla por la frecuencia cardíaca o por criterios simples de capacidad respiratoria, en los que una baja intensidad significa que puedes continuar durante un tiempo prolongado (más de una hora) sin perder el aliento. Intensidad media significa que puedes realizarlo mientras mantienes una conversación, pero necesitas hablar en frases pequeñas para evitar perder el aliento. Alta intensidad significa que puedes mantenerla durante unos 15 a 20 minutos antes de perder el aliento, lo que dificulta mantener una conversación. La intensidad extrema significa que te quedas exhausto y sin aliento en 10 minutos o menos, no puedes hablar mientras lo haces o pierdes el aliento casi de inmediato.

- Toma nota de tu recuento diario de pasos y de cualquier otra actividad física que realices. Esto te ayudará a controlar sus niveles generales de actividad física. Puede utilizar aplicaciones para teléfonos inteligentes o relojes inteligentes para ello.

3. Hábitos de sueño:

- Registra tus patrones de sueño. Anota la hora a la que te acuestas, cuánto tardas en conciliar el sueño, la hora en que te despiertas y la calidad de tu sueño. Es importante anotar si te despiertas por la noche, cuántas veces, por qué y cuánto tiempo tardas en volver a dormirte.

- Intenta anotar tus actividades 30 minutos antes de acostarte y mientras estás en la cama antes de irte a dormir. Toma nota si utilizas algún dispositivo electrónico o pantalla y el tipo de contenido que consumes antes de dormir.

- Intenta controlar cualquier alteración o factor que afecte tu sueño, como el estrés, el tiempo frente a la pantalla o la ingesta de cafeína.

4. Estado emocional y mental:

- Se consciente de tus emociones y estado mental. Registra cómo te sientes a lo largo del día. Trata de reconocer los desencadenantes del estrés o la ansiedad, los desencadenantes de la ira o cualquier situación o persona que pueda afectar tus sentimientos de manera positiva o negativa.

- Ten en cuenta los casos en los que puedes comer en respuesta al estrés, la tristeza u otras emociones. Comprender estos factores desencadenantes puede ayudarte a desarrollar mecanismos de afrontamiento y tomar decisiones más saludables para el futuro.

Comprobación de resultados para el paso 3

Los resultados de este ejercicio son cruciales para muchos de los siguientes pasos. El análisis de los datos que recopilaste en estas áreas te permitirá identificar puntos donde se pueden realizar mejoras. Recuerda, no es necesario que seas demasiado crítico contigo mismo. Este proceso consiste en comprender y encontrar oportunidades de mejora. Al mantener este diario y comenzar a ser consciente de tus elecciones, estás dando un paso esencial para crear un estilo de vida más saludable y sostenible. Ahora analicemos tus resultados.

1. Comer

Empecemos centrándonos en los horarios de las comidas. ¿Puedes crear un patrón? No importa si son 5 comidas al día, o solo 2 de ellas con ayuno de por medio. Lo importante aquí es **encontrar el patrón de alimentación que mejor se adapte a tu vida.**

Al revisar tu consumo de alimentos y tus porciones (consulta las tablas en el capítulo de referencia), debes analizar la cantidad de cada grupo de alimentos. Revisa cada tipo de alimento que registraste e intenta dividirlos en ingredientes y porciones de cada uno. Si fuiste específico al escribir las cosas, este análisis será mucho más fácil. Si no, intenta utilizar las tablas del capítulo de referencia para describir la mayor cantidad posible por ingredientes y cantidad. Intenta en el futuro ser más específico, ya que te será más fácil de analizar, comparar y utilizar en tu plan de nutrición.

- ¿Cuánta fruta y verdura comes? ¿Consumiste al menos 8 porciones diarias de ellos? Las papas p patatas no cuentan como verduras. Los jugos de frutas no cuentan como porciones de fruta a menos que sean batidos elaborados mezclando fruta fresca y sin filtrar o colar el producto, lo que elimina toda la fibra. Los jugos de frutas prensados en frío cuentan como bebidas azucaradas, no como frutas. Más sobre esto en el paso 6.
- ¿Cuántas porciones de carne comes? ¿Qué tal de queso? Considera una porción de cualquier carne, un trozo del tamaño aproximado de la palma de tu mano con menos de 1 cm o 3/8 de pulgada de grosor. También puedes hacerlo con un peso aproximado de 30 gramos o aproximadamente 1 oz por porción. Como puedes ver en las tablas la cantidad de grasa puede variar mucho de un tipo de carne o queso a otro.
- En el caso de los cereales, ¿cuántas porciones consumes cada día? ¿Estaban elaborados con cereales enteros o integrales o productos refinados?
- ¿Cuánta agua o líquidos bebiste? ¿Superaste las 64 oz o 2 litros por día? ¿Bebiste jugos, bebidas con azúcar agregada o refrescos? ¿Cuántas calorías te bebes cada día? Es importante analizar la cantidad de calorías que te puedes beber cada día sin saberlo. Un solo refresco de 250 ml o una taza de jugo puede superar fácilmente el 10% o el 15% de las necesidades calóricas diarias de una persona promedio.

Al analizar cuántas porciones de cada grupo consumes al día, puedes calcular fácilmente la cantidad de calorías consumidas en un día simplemente multiplicando la cantidad de calorías por porción de cada grupo por la cantidad de porciones consumidas. Luego simplemente agregas el resultado de cada grupo para cualquiera de los días registrados.

Si realizaste un seguimiento de tu ingesta de alimentos durante 2 semanas, toma los dos días en los que comiste más y los 2 días en los que comiste menos y obtén el total de calorías de cada uno. Esto debería servirte como guía para tus hábitos alimentarios actuales. Si solo realizaste un seguimiento de una semana, es posible que este análisis no sea tan revelador, pero también es útil.

2. Actividades físicas

Después de registrar tus actividades físicas intenta hacerte tantas preguntas como puedas para hacer parte de tu diagnóstico tus gustos y capacidades. Ten en cuenta que no importa si no realizaste ninguna actividad, se trata de conocer nuestro punto de partida. Intenta responder las siguientes preguntas para empezar, pero no te limites a preguntar y analizar más, cuanto más sepas de ti mismo mejor te irá en el paso 7.

- ¿Cuántas veces realizaste algún tipo de actividad física durante la semana?
- ¿Qué tipo de ejercicio realizaste durante la semana?
- ¿Realizaste actividades de intensidad media durante al menos 20 minutos 5 veces por semana? ¿Podrías realizar un ejercicio de intensidad media durante 20 minutos seguidos?
- ¿Cuánto tiempo tardas en sentir falta de aire al realizar actividades físicas?
- ¿Cuántas millas o kilómetros caminaste?
- ¿Cuántos pisos subiste por las escaleras?

3. Hábitos de sueño

Con los datos que recopilaste, analízalos para encontrar tus mejores patrones. Empiece por localizar las noches en las que te despertaste sintiéndote más descansado. Ahora empieza a hacerte preguntas sobre la noche y el día anterior. Revisa cuánto tiempo dormiste y la hora a la que intentaste conciliar el sueño. Comprueba si hay patrones o hábitos sobre la hora a la que te acuestas si utilizas el ordenador, la televisión, tablet o el teléfono antes de dormir, y cuánto tiempo antes de decidir dormir apagas las pantallas. Consulta otras actividades como leer, hacer ejercicio o comer antes de acostarte o conciliar el sueño y sus características y horarios.

Haz lo mismo con las noches en las que dormiste mal y te despertaste sintiéndote cansado. Cuanto más analices y compares las buenas y malas noches de sueño, más fácil será identificar y generar buenos hábitos de sueño, también conocidos como higiene del sueño.

4. Emocional y mental

Como habrás descubierto, registrar con precisión tus sentimientos y emociones puede resultar difícil a veces, ya que pueden mezclarse en la misma situación. Sentirse feliz y emocionado después de realizar un entrenamiento exigente puede combinarse con ira y apatía o cambiar rápidamente a ellos, ya que podemos sentirnos agotados y muy hambrientos poco después.

Reconocer y separar cada uno de los sentimientos y sus causas es el objetivo principal de este ejercicio. Saber cómo nos sentimos al comer diferentes alimentos, realizar diferentes actividades físicas, actividades sociales cotidianas y convivir con la familia o en el trabajo es crucial para mantenernos motivados y llevar un estilo de vida más saludable. Es por eso que el mindfulness juega un papel crucial en el desarrollo de nuestro diagnóstico y futuro programa de pérdida de peso. Al saber cómo nos hacen sentir las diferentes situaciones, podemos convertir esos sentimientos en motivación y resiliencia para el éxito de su programa. Analiza tus sentimientos y conoce qué te hace sentir bien, empoderado y realizado; estas situaciones y actividades te serán útiles a medida que avances en tu viaje de pérdida de peso.

PASO 4: ESTABLECIENDO TUS METAS

Ahora que tienes el conocimiento básico sobre tu pasado, tu estado de salud actual, tus medidas y tu estilo de vida, es momento de mirar hacia el futuro y establecer tus metas y objetivos para tu futuro. Establecer objetivos claros y significativos es un paso fundamental en tu proceso de pérdida de peso y salud. Las metas brindan dirección, motivación y un sentido de propósito, lo que te ayudara a mantenerte comprometido con tus objetivos. En este paso, discutiremos la importancia de los objetivos SMART y brindaremos una guía paso a paso sobre cómo comenzar a establecerlos.

SMART es un acrónimo que significa Específico, Medible, Alcanzable, Relevante y Delimitado en el Tiempo. Los objetivos SMART son esenciales para el control del peso y la salud general por varias razones:

- **Especificidad y claridad:** los objetivos específicos ofrecen un objetivo claro y bien definido, lo que facilita la comprensión de lo que se quiere lograr.

- **Mensurabilidad:** Las metas medibles te permiten realizar un seguimiento de tu progreso y determinar cuándo has cumplido con éxito tus objetivos.

- **Alcanzabilidad:** Las metas alcanzables te preparan para el éxito. Son realistas, considerando tus circunstancias y recursos actuales.

- **Relevancia:** Las metas relevantes se alinean con tus objetivos más amplios de salud y control de peso, lo que garantiza que tus esfuerzos conduzcan a resultados significativos.

- **Con plazos determinados:** los objetivos con plazos determinados proporcionan una fecha límite, lo que añade un sentido de urgencia y responsabilidad a tus esfuerzos.

Siguiendo el mismo método SMART de establecimiento de objetivos, una manera más fácil de lograr el éxito y mantenerse motivado es dividir cada objetivo principal en múltiples objetivos más pequeños. Dividir las metas SMART en objetivos más pequeños y manejables es una estrategia poderosa que te permite realizar un seguimiento eficaz del progreso y trabajar para lograr tus objetivos principales. Estos objetivos más pequeños actúan como peldaños en tu viaje, haciendo que el camino hacia tus metas finales sea más alcanzable. Al establecer hitos específicos y mensurables, creas una sensación de logro en cada etapa, lo que aumenta la motivación y la confianza. Estas victorias más pequeñas brindan una sensación tangible de progreso y te permiten hacer los ajustes necesarios para mantener el rumbo. Son como marcadores en un mapa, que te guían a través del complejo y cambiante terreno de tu viaje de salud y control de peso y, en última instancia, te llevan a tu destino deseado.

Establecer varios objetivos para una meta te proporcionará a ti y a tu programa de pérdida de peso la adaptabilidad necesaria a medida que avances. Un ejemplo de estos objetivos podría ser si tu meta principal es perder 20 libras en 8 semanas: un objetivo podría estar dirigido a comer al menos 8 porciones de vegetales en 1 o dos semanas, otro a iniciar o realizar más actividades físicas cada dos días. con cierta intensidad y duración, un tercer objetivo podría apuntar a algunas modificaciones en el estilo de vida, etcétera. Cada pequeño objetivo se puede lograr fácilmente y pasar a otro pequeño cambio u objetivo para que en el plazo de la meta principal puedas lograrlo.

ACTIVIDAD: ESTABLECER METAS INTELIGENTES

Para esta actividad, necesitarás escribir todo de una manera que te permita seguir el formato SMART tanto para las metas principales como para los objetivos más pequeños para lograrlas. Vayamos paso a paso para configurarlos:

1. **Identifica tus objetivos:** comienza por determinar lo que deseas lograr en términos de control de peso y salud. Se específico y asegúrate de que tus objetivos se alineen con tu bienestar más amplio.

2. **Hazlos específicos:** en lugar de una meta vaga como "Quiero perder peso", especifica cuánto peso deseas perder, cuándo y por qué. Ejemplo: "Perder 10 kilos en 8 semanas, para prevenir la diabetes dado el historial familiar de la enfermedad".

3. **Mide el progreso:** determina cómo medirás tu progreso. Esto podría implicar realizar un seguimiento de tu peso, medir tu condición física o monitorear indicadores de salud específicos. Ejemplo: "Me peso en esa báscula todos los domingos por la mañana cuando me despierto en libras o kilos". "Hacer un programa largo de salidas en bicicleta los sábados por la mañana para medir a una velocidad determinada el tiempo que puedo aguantar a una intensidad media".

4. **Garantiza la alcanzabilidad:** evalúa si tus objetivos son realistas teniendo en cuenta tu estilo de vida actual, tus recursos y tus limitaciones de tiempo. De lo contrario, considera ajustarlos en pasos más pequeños o por más tiempo.

5. **Relevancia para la salud:** asegúrate de que tus objetivos sean relevantes para tu salud y bienestar. Deben abordar problemas de salud específicos, como

reducir la presión arterial, prevenir o controlar la diabetes o mejorar la salud cardíaca.

6. **De duración determinada:** establece una fecha límite para alcanzar tus objetivos. Considera un objetivo a corto plazo, como perder una cierta cantidad de peso en tres meses, o un objetivo a largo plazo para mejorar la salud general. Ten en cuenta que los programas u objetivos a corto plazo no siempre forman hábitos. Para perder peso y no recuperarlo necesitamos transformar nuestros hábitos a largo plazo. El mejor consejo sería fijarse al menos un objetivo a los 6 meses y otro a los 12 meses para buscar cambios de estilo de vida a largo plazo y formar nuevos hábitos más saludables. Los corredores de maratón o los deportistas profesionales no empiezan una carrera o una temporada en sólo 4 semanas, entrenan durante 4 a 6 meses antes de rendir de la mejor manera, lo mismo aquí. Nuestro cuerpo y nuestra mente tardarán meses en adaptarse a un estilo de vida y un peso más saludables.

7. **Divídelos:** divide los objetivos más grandes en pasos más pequeños y manejables. Esto los hace menos intimidantes y te permite celebrar los logros a lo largo del camino. Estos objetivos más pequeños también te permiten realizar pequeños cambios en un área que podría mejorarse sin modificar ningún otro objetivo.

8. **Crea un plan de acción:** desarrolla un plan que detalle las acciones que debes tomar para alcanzar tus objetivos. Esto puede implicar cambios en la dieta, rutinas de ejercicio o estrategias de manejo del estrés. Estos planes son especialmente importantes en actividades físicas o cualquier otra que pueda necesitar un mayor compromiso de tiempo. No empieces planificando realizar el programa de ejercicios más exigente al principio debido al alto

riesgo de lesión, es mejor comenzar con poca actividad y realizarlo en incrementos graduales.

9. **Seguimiento del progreso:** supervisa periódicamente tu progreso y realiza los ajustes necesarios. Esto garantiza que mantengas el rumbo y puedas celebrar tus logros.

10. **Busca apoyo si es necesario:** no dudes en buscar apoyo de profesionales de la salud, amigos o familiares que puedan ayudarte a mantenerte responsable y motivado.

Al establecer objetivos SMART y seguir esta guía paso a paso, crearás una hoja de ruta clara para tu control de peso y tu camino hacia la salud. Estos objetivos proporcionarán la estructura y la motivación necesarias para un éxito duradero, permitiéndote realizar mejoras graduales y sostenibles en tu bienestar general.

Comprobación de resultados para el paso 4

Una vez que hayas terminado de establecer tus objetivos, debes tener una hoja de ruta clara de hacia dónde quieres ir y cómo aproximadamente lograrlo. Por ejemplo, podrías terminar con un par de tablas como las siguientes para cada objetivo que hayas establecido. Te recomiendo al menos un objetivo considerando cada uno de los aspectos analizados en los pasos anteriores (comer más sano, actividad física, dormir o gestión del estrés y de bienestar emocional), pero puedes marcar tantos como quieras o sientas que necesitas.

OBJETIVO X: Lograr una nutrición sana y equilibrada sin restricciones para comer en casa o fuera	
Objetivo 1	**Incluye 3 porciones de verduras en cada comida.**
¿Como lo medimos?	**Equivalentes de verduras en cada comida.**
¿Qué necesito para lograrlo?	**Mantener actualizado mi diario de alimentación y ser constante al cocinar.**
¿Por qué lo quiero?	**Para tener una mejor nutrición y hábitos intestinales más regulares**
Tiempo para lograrlo	**1 semana**
Objetivo 2	**Limitar los dulces a 1 porción o menos al día.**
¿Como lo medimos?	**Equivalentes de azúcar o dulces consumidos en 24 horas**
¿Qué necesito para lograrlo?	**Fuerza de voluntad y estrategias de afrontamiento después de las comidas y antojos. Plan para reducir cantidades cada día.**
¿Por qué lo quiero?	**Perder peso y controlar mi azúcar.**
Tiempo para lograrlo	**2 semanas**

PASO 5: CALCULA TUS NECESIDADES CALÓRICAS

Ahora que has establecido tus objetivos, es hora de comenzar a diseñar tu programa de pérdida de peso. Una de las piedras angulares de una buena nutrición es saber qué necesita tu cuerpo para prosperar y que no. En este paso profundicemos en el cálculo de las necesidades calóricas y la comprensión de los macroelementos como los carbohidratos, las proteínas y las grasas.

Calcular las necesidades calóricas:

Tasa metabólica basal (TMB): esta es la cantidad de calorías que tu cuerpo necesita para mantener funciones básicas como respirar y circular la sangre. Se puede calcular utilizando ecuaciones estandarizadas. La TMB varía según varios factores como la edad, el sexo, el peso y la altura. La ecuación más utilizada para calcular la TMB en personas con peso normal y un índice de masa corporal (IMC) entre 18,5 y 25 es la ecuación de Harris-Benedict. Si tu IMC es superior a 25, deberías utilizar mejor la fórmula de Mifflin-St. Jeor para evitar sobreestimar las necesidades calóricas, lo que disminuiría la pérdida de peso planificada.

La ecuación de Harris-Benedict revisada:

Para los hombres:

TMB = 88,362 + (13,397 × peso en kg) + (4,799 × altura en cm) - (5,677 × edad en años)

Para mujeres:

TMB = 447,593 + (9,247 × peso en kg) + (3,098 × altura en cm) - (4,330 × edad en años)

La fórmula de Mifflin-St. Jeor:

Para los hombres:

TMB = (9,99 × peso en kg) + (6,25 × altura en cm) - (4,92 × edad en años) + 5

Para mujeres:

TMB = (9,99 × peso en kg) + (6,25 × altura en cm) - (4,92 × edad en años) - 161

Nivel de actividad física (PAL): tus necesidades calóricas diarias están influenciadas aún más por tu nivel de actividad física. Las categorías PAL suelen variar desde sedentario (poco o ningún ejercicio) hasta muy activo (ejercicio intenso o trabajo físico). En este paso, descubrirás cómo los niveles de actividad física influyen en la cantidad de alimentos que debes consumir. Para adelgazar es importante mantener un saldo negativo. No utilices un nivel de actividad poco realista o superior al necesario pensando que podría ser el que necesites una vez que comiences tu programa. Utiliza el nivel real y avanza hacia niveles más altos. Siempre puedes modificar tu programa a medida que progresas y rindes a un mayor nivel de actividad física.

Sedentario (poco o nada de ejercicio): TMB × 1,2

Ligeramente activo (ejercicio ligero o deportes 3 días a la semana): TMB × 1,375

Moderadamente activo (ejercicio moderado o deportes 3-5 días a la semana): TMB × 1,55

Muy activo (ejercicio intenso o deportes 6-7 días a la semana): TMB × 1,725

Súper activo (ejercicio muy intenso, trabajo físico o entrenamiento dos veces al día): TMB × 1,9

Gasto energético diario total (TDEE): para encontrar tu TDEE, multiplica tu BMR por tu factor PAL. Esto te brinda una estimación de cuántas calorías necesitas para mantener tu peso actual.

Ten en cuenta que estas ecuaciones proporcionan estimaciones aproximadas y pueden existir variaciones individuales. Consultar con un especialista o un profesional de la salud puede brindarte una orientación más precisa y personalizada para tus necesidades y objetivos específicos. La mejor manera de conocer tu TDEE exacto es mediante pruebas calorimétricas que miden la cantidad exacta de calorías consumidas durante el descanso y en diferentes niveles de actividad. Si puedes hacerte la prueba sería genial para ayudarte a diseñar y tener un programa de pérdida de peso más preciso. A medida que implementes actividades físicas y ejercicio durante tu programa, los músculos crecerán y mejorarán el consumo de calorías. Conforme se pierde peso y el metabolismo mejora, una medición más precisa del consumo calórico se vuelve cada vez más importante para adaptarse y continuar tu camino exitoso hacia una persona más saludable.

Determinación de macroelementos:

Carbohidratos: Los carbohidratos aportan 4 calorías por gramo. Son la principal fuente de energía del cuerpo e incluyen tanto azúcares simples (que se encuentran en los dulces) como carbohidratos complejos (que se encuentran en cereales, frutas y verduras). Apunta a los carbohidratos complejos como fuente de energía número uno para tu cuerpo. Estos proporcionan energía más sostenida y fibra.

Proteínas: Las proteínas también aportan 4 calorías por gramo. Son esenciales para construir y reparar tejidos y desempeñan un papel en diversos procesos metabólicos. Las fuentes de proteínas incluyen carne, pescado, lácteos, legumbres y frutos secos. Las fuentes de proteínas magras incluyen aves, pescado, carnes magras, tofu, legumbres y lácteos. Mezcla tus fuentes de proteínas para garantizar una ingesta adecuada de proteínas de alta calidad (aminoácidos esenciales).

Grasas: son el macronutriente más denso en calorías y aportan de 8 a 9 calorías por gramo. Son esenciales para energía, la absorción de nutrientes y la protección de los órganos. Las fuentes de grasas saludables incluyen los aguacates, las nueces, las semillas y el pescado graso. Concéntrate en las grasas saludables e insaturadas, como los aguacates, las nueces, las semillas y el aceite de oliva, mientras limitas las grasas saturadas y especialmente las trans. Una forma sencilla de distinguir las grasas saturadas es que tienden a ser sólidas a temperatura ambiente (mantequilla, aceite de coco, manteca de cerdo, etc.).

Comprender tus necesidades calóricas y los macronutrientes que componen su dieta es fundamental para crear un plan de nutrición equilibrado y sostenible. Le permite adaptar su dieta para respaldar sus objetivos de control de peso y su salud en general, asegurándose de consumir la cantidad correcta de calorías de carbohidratos, proteínas y grasas.

ACTIVIDAD: CÁLCULO DE CALORÍAS Y FUENTES

Para esta actividad, calcularemos tu BMR y tu PAL para obtener la energía diaria total. Si deseas perder peso, puedes crear un déficit de calorías consumiendo menos calorías que su TDEE, generalmente se recomiendan alrededor de 500 calorías menos por día para una pérdida de peso gradual y sostenible. Empecemos a hacer los cálculos. Dependiendo de tu sexo e IMC selecciona la ecuación de Harris-Benedict o la de Mifflin-St. Jeor y completa tus medidas y edad. Una vez que tengas un resultado, multiplícalo por el nivel PAL que mejor describa tu estilo de vida registrado.

Podrías terminar con una tabla pequeña como el siguiente ejemplo para un hombre de 40 años que hace ejercicio ligero 4 veces por semana, mide 1. 83 metros y pesa 87.57 kilos. En el paso 2 tenemos tablas de conversión de libras y pies a kilos y centímetros si se requieren.

1. Primero, verificamos el IMC del paso 2. Para este ejemplo e individuo, calculamos el IMC en 26,14. Ese resultado nos permite saber que debemos utilizar la fórmula de Mifflin – St. Jeor porque el paciente podría tener sobrepeso:

TMB = (9,99 × peso en kg) + (6,25 × altura en cm) - (4,92 × edad en años) + 5

TMB = (9,99 × 87,57) + (6,25 ×183) - (4,92 × 40) + 5

Concepto	Calorías o nivel
TMB	1 827 calorías
PAL	1.375
Gasto energético diario total (BMR x PAL)	2 511 calorías por día
Déficit calórico para adelgazar	500 calorías por día
Pérdida de peso calculada TDEE	2 011 calorías

Si para el mismo ejemplo utilizas la fórmula de Harris-Bendict, terminas sobrestimando 120 calorías por día.

Durante un mes, eso podría equivaler a casi 250 grms de peso no perdido por mes.

2. Ahora que tenemos el TDEE calculado para tu programa de pérdida de peso, necesitamos calcular las macros.

Carbohidratos: calcula tu ingesta de carbohidratos dentro de tu rango calórico; la mayoría de las recomendaciones se sitúan entre el 45 y el 65 % de tus calorías diarias. Mantenerlo alrededor un 15 % o menos proveniente de azúcares simples o agregados es una buena manera de mantener los niveles de energía durante todo el día y aun así poder tener algún snack o refrigerio incluido. De ejemplo calculamos multiplicando el TDEE por 55% (0,55). Luego hay que dividirlo por 4.

Ejemplo: 2011 calorías x 55% = 1106 calorías / 4 = 276 gramos de carbohidratos/día.

Proteínas: Calcula tu ingesta de proteínas; la mayoría de las pautas sugieren alrededor del 20 al 30 % de las calorías diarias, según tu nivel de actividad y objetivos. Trata de consumir alrededor de 0,8 a 1 gramo de proteína o 4 calorías de proteína por kilogramo de peso. Para proteger los músculos y prevenir la pérdida de masa muscular durante un programa de pérdida de peso, especialmente si realiza ejercicios de entrenamiento de fuerza de intensidad media a alta más de 3 veces por semana, puede aumentar de 1,2 a 1,4 gramos de proteína por kilogramo. Si elevas el nivel de proteínas, debes consumir más líquidos, más de 2.5 lts u 80 oz al día para evitar cualquier riesgo por subproductos tóxicos del metabolismo proteico (urea y acido urico) que son eliminados por el riñón. Calcúlalo multiplicando tu TDEE por 25% (0,25). Y luego dividirlo entre 4. Verificar la cantidad por kilogramo y si es necesario corregir el porcentaje

Ejemplo: 2011 calorías x 25% = 502 calorías / 4 = 125 gramos de proteína/día. Consulta por kilogramo 125 / 87,57 = 1,42 gr/kilogramo, un poco alto, pero puede pasar.

Grasas: Asigna aproximadamente entre el 15 y el 20 % de las calorías diarias a las grasas. Lo mejor es que estas grasas sean insaturadas y se mezclen con proteínas cuando diseñemos el programa de alimentación en el siguiente paso. Recuerda que cada gramo de grasa tiene de 8 a 9 calorías dependiendo de la fuente internacional que consideres. Calcúlalo multiplicando tu TDEE por 20% (0,2). Y luego divídelo por 9. Usar 9 cals por gramo en lugar de 8 ayuda a limitar las grasas consumidas.

Ejemplo: 2011 calorías x 20% = 402 calorías / 9 = 45 gramos de grasa/día.

Comprobación de resultados para el paso 5

Una vez hecho este ejercicio deberías tener dos tablas o grupos de datos calculados para diseñar tu programa. Uno con el total de calorías necesarias y otro con los detalles y gramos de cada macro. Como ejemplo, su información debería verse así:

Concepto	Calorías o nivel
TMB calculada	1 827 calorías
PAL	1.375
Gasto energético diario total (BMR x PAL)	2 511 calorías por día
Déficit calórico estándar para adelgazar	500 calorías por día
Pérdida de peso calculada TDEE	2 011 calorías

Macroelementos requeridos					
carbohidratos		**Proteínas**		**Grasas**	
calorías	gramos	calorías	gramos	calorías	gramos
1106	276	502	125	402	45

Si tienes lista esta información, pasemos a diseñar tu programa nutricional.

PASO 6: DISEÑAR TU PROGRAMA DE COMIDAS Y NUTRICION

Ahora estás casi listo para comenzar a perder peso. Has establecido tus objetivos y conoces tus macros y tus necesidades calóricas totales. Es hora de que transformes todos los conocimientos adquiridos en los pasos anteriores en un plan viable que te lleve a perder peso y te mantenga bien nutrido.

Crear un programa nutricional y de comidas bien equilibrado y sostenible es un componente fundamental de tu proceso de salud y control de peso. Este paso consiste en aprender un poco sobre la alimentación consciente y explorar diferentes patrones dietéticos para promover opciones más saludables mientras se establece un hábito nutricional.

La alimentación consciente implica estar plenamente presente y consciente de lo que comes y de cuánto consumes. Hasta ahora has empezado a lograrlo registrando todo lo que has comido y cómo te has sentido durante las últimas dos semanas. Comer conscientemente también consiste en saborear la comida, escuchar las señales de hambre y saciedad de tu cuerpo y evitar comer en exceso. El control de las porciones es un aspecto clave de la alimentación consciente, ya que te ayuda a gestionar tu ingesta calórica mientras disfrutas de los alimentos que te gustan. Para ayudarte en ese aspecto utilizaremos equivalentes o porciones estandarizadas para tu programa nutricional.

Las porciones equivalentes te permiten tener un plan de alimentación flexible que siempre está alineado con tus objetivos calóricos y preferencias personales. Este sistema divide los alimentos en grupos como frutas, verduras, lácteos bajos en grasa y alimentos de origen animal bajos en grasa, entre otros. Luego, asigna un valor nutricional o calorías determinadas a la porción en función de sus macros (carbohidratos, proteínas y grasas). Cada alimento de cada grupo tiene un valor similar incluso si el tamaño de la porción cambia un poco. La tabla de referencia principal te la muestro aquí a continuación.

GRUPOS DE ALIMENTOS Y APORTE NUTRICIONAL

CATEGORÍA	CALORIAS	PROTEÍNA (gr)	LÍPIDOS (gr)	CARBOHIDRATOS (gr)
Verduras	25	2	0	4
Frutas	60	0	0	15
Cereales sin grasa	70	2	0	15
Cereales con grasa	115	2	5	15
Legumbres	120	8	1	20
Origen animal muy bajo en grasas	40	7	1	0
Origen animal bajo en grasas	55	7	3	0
Origen animal grasa moderada	75	7	5	0
Origen animal alto en grasas.	100	7	8	0
Leche desnatada	95	9	2	12
Leche semidesnatada	110	9	4	12
Leche entera	150	9	8	12
Leche con azúcar	200	8	5	30
Aceite y grasa	45	0	5	0
Aceites y grasas con proteínas.	70	3	5	3
Azúcares sin grasa	40	0	0	10
Azúcares con grasa	85	0	5	10
Alcoholes	140	0	0	20

Los valores de algunos alimentos individuales y las porciones para cada grupo que puedas necesitar para diseñar tu programa se incluyen como apéndice al final de los pasos.

Otro aspecto importante de un programa de nutrición es el horario o patrones de alimentación. Los dos más utilizados por los nutricionistas son el ayuno intermitente y el plan de 5 comidas al día. La frecuencia de las comidas puede variar según las preferencias personales y los estilos de vida. Algunas personas encuentran éxito con el ayuno intermitente, que implica alternar entre períodos de comida y ayuno. Existen varios enfoques para el ayuno intermitente, como el método 16/8, en el que se ayuna durante 16 horas y se come durante un período de 8 horas, o el método 5:2, que implica comer normalmente durante cinco días y reducir significativamente la ingesta de calorías. durante dos días no consecutivos. El ayuno intermitente puede ayudar a algunas personas a controlar la ingesta de calorías, mejorar la sensibilidad a la insulina y alentar al cuerpo a aprovechar la grasa almacenada para obtener energía durante los períodos de ayuno. Otros prefieren un enfoque más similar al habito tradicional de tener tres comidas principales y dos refrigerios a lo largo del día. Este método puede ayudar a estabilizar los niveles de azúcar en sangre y reducir la ingesta excesiva al proporcionar un suministro constante de energía durante todo el día. También puede prevenir el hambre extrema, que a menudo conduce a elecciones de alimentos poco saludables. La decisión final es tuya y debe alinearse con tu rutina diaria y tus preferencias. En muchos estudios grandes y bien diseñados a largo plazo que duran más de un año, no se ha encontrado ninguna diferencia importante en la pérdida de peso para ninguno de los enfoques; quédate con el que se adapte mejor a tu estilo de vida que registraste en el paso 3.

El tercer aspecto importante de cualquier plan nutricional: tu patrón dietético. Este patrón dietético se basa principalmente en tus preferencias culturales y alimentarias que comes todos los días. Soy un admirador personal de la dieta mediterránea con algunas adiciones de otros patrones dietéticos influenciados culturalmente, especialmente la comida japonesa y mexicana. Explorar sobre la dieta mediterránea puede ser una manera maravillosa de elegir alimentos más saludables. Esta dieta hace hincapié en los cereales integrales, las frutas y verduras frescas, las fuentes de proteínas magras y las grasas saludables como el aceite de oliva y las nueces. Las recetas mediterráneas incorporan una gran cantidad de opciones y sabores (comidas italianas, griega, española, turca y árabe) y proporcionan una amplia variedad de nutrientes que respaldan la salud en general. Otra gran característica de la dieta mediterránea es que es un tipo de dieta basada en plantas que puede tener porciones de gran volumen y bajo contenido calórico que ayudan a que la saciedad dure más y sea visualmente atractiva. Otro patrón dietético bueno y saludable, que también está científicamente respaldado para reducir los riesgos cardiovasculares, pero tiene restricciones de ingredientes y alimentos, es la Dieta Portafolio. Esta también es una dieta basada en plantas, llena de ingredientes frescos e integrales y muy baja en alimentos ultraprocesados. Se basa en un portafolio de alimentos aceptados, de ahí el nombre. La desventaja de la dieta de cartera es la polarización entre ideas de alimentos "buenos" y alimentos "malos" y las restricciones que crea en varios grupos de alimentos.

Sólo para reforzar la diferencia, el programa de alimentación o patrón de alimentación se refiere al número y horario de comidas en un día, mientras que la dieta o patrón dietético se refiere al tipo de alimento que se ingieren.

ACTIVIDAD: CÁLCULO DE CALORÍAS Y FUENTES

Para esta actividad, necesitarás la tabla de macros del paso anterior, el diario de alimentos y el horario de alimentación del paso 3, la tabla de nutrición grupal de este paso y las tablas de alimentos individuales en el apéndice después del paso 10.

1. Dependiendo de tus horarios del paso 3, establece la cantidad de veces que comerás durante el día. Como ejemplo, haré un ejemplo de ayuno intermitente de 12 por 12. Debes hacer al menos 2 comidas al día y a partir de ahí puedes marcar 3, 5, 7 o tantas como necesites y estés acostumbrado dependiendo de tu estilo de vida. Simplemente respeta las cantidades que has calculado para tu programa de pérdida de peso.

Ejemplo de ayuno intermitente.

Estamos diseñando un programa de 12 x 12 o 1 x 11 con comidas fijadas cada 12 horas y ayuno entre ellas. Inicialmente fijamos la comida 1 o desayuno a las 8 am y la comida 2 o cena a las 8 pm Sabiendo que son solo 2 comidas al día primero debemos tomar la tabla de macroelementos calculada en el paso anterior.

Macroelementos requeridos					
Carbohidratos		**Proteínas**		**Grasas**	
calorías	gramos	calorías	gramos	calorías	gramos
1106	276	502	125	402	45

Ahora dividimos las macros disponibles en dos comidas, una del 60% y otra del 40% de las opciones disponibles porque así registramos nuestro estilo de vida en el paso 3. Cada comida tiene las siguientes macros.

Comida 1 Mañana 8 am (60% calorías)

Carbohidratos		Proteínas		Grasas	
calorías	gramos	calorías	gramos	calorías	gramos
663	166	301	75	241	27

Comida 2 Noche 8 pm (40% calorías)

Carbohidratos		Proteínas		Grasas	
calorías	gramos	calorías	gramos	calorías	gramos
553	110	201	50	160	18

2. Ahora que ya tienes cómo se van a dividir las macros de cada comida, debes asignar los equivalentes de alimentos por grupos para tener una comida equilibrada y bien medida. Para ello, tomamos la tabla de grupos de alimentos presentada unas páginas atrás y agregamos una línea adicional a cada grupo. Allí asignas el número de porciones deseadas. En los siguientes espacios colocas las calorías y macros agregadas para cada una de ellas según la cantidad de porciones asignadas.

A continuación, se muestra un ejemplo de algunos grupos con sus calorías agregadas por grupo y los totales en la parte inferior del cuadro:

CATEGORÍA	CALORIAS	PROTEÍNA (gr)	LÍPIDOS (gr)	CARBOHIDRATOS (gr)
Verduras	25	2	0	4
4 porciones	100	8		4
Frutas	60	0	0	15

3 porciones	180			45
Cereales sin grasa	70	2	0	15
3 porciones	210	6		45
TOTAL	490	14	0	94

Establecemos el número de porciones equivalentes para cada grupo asegurándonos de no exceder nuestras macros en total. En el ejemplo, ya hemos asignado 14 gramos de proteína de 75 disponibles y 94 de carbohidratos de 166 disponibles. También podemos usar las tablas de alimentos individuales para ayudarnos a determinar cuántas porciones de cada grupo podríamos seleccionar según los menús que registramos anteriormente en el paso 3 y nuestras macros asignables para cada hora de comida.

Para convertir sus menús grabados en equivalentes necesita las tablas de alimentos individuales, en el caso de que hayas registrado un desayuno habitual (para ti) que incluya algo como un omelet de 2 huevos con jamón, espinacas y champiñones; necesitarías apuntar 2 de origen animal con contenido medio de grasa para los huevos, uno de origen animal con alto contenido de grasa para el jamón y 2 verduras para las espinacas y los champiñones. Si agregaste queso es necesario agregar otro alimento de origen animal con grasa variable dependiendo del tipo de queso utilizado.

3. Una vez que tengas todas las macros y porciones asignadas a cada comida que establezcas para tu programa de pérdida de peso, llega la tercera parte y probablemente la más difícil del diseño de cualquier programa nutricional; idear múltiples menús para tu vida diaria. Al final, deberías tener algo así como un gráfico de menú con porciones e ingredientes.

COMIDA	TIEMPO
Desayuno	8 am
Porciones	2 vegetales 3 frutas 2 cereales 1 leche desnatada 2 De origen animal media grasa 2 De origen animal alto en grasas 1 Grasa con proteína
Menú 1	Omelet de 2 huevos con tomate y pimientos, 2 salchichas pequeñas, 1 tira de tocino, 1 ración de papa hash brown, 1 rebanada de pan tostado y un batido de arándanos y plátano con leche desnatada.
Menú 2	Rollito de pechuga de pavo y queso con tortilla de harina, aguacate, lechuga y tomate. Frutero mixto y capuchino con leche desnatada.

Comprobación de resultados para el paso 6

Una vez hecho este ejercicio deberías tener una guía para cada comida con su contenido, tiempo aproximado programado y al menos un par de ideas de menú.

A medida que diseñes los menús descubrirás que las porciones adecuadas para ti pueden ser más pequeñas de lo que estás acostumbrado, especialmente en el caso de los alimentos de origen animal y los lácteos. Al comenzar a seguir tu programa, te recomiendo que te ciñas a las porciones equivalentes y midas y peses cuidadosamente todos los ingredientes de los alimentos que preparas, esto te permitirá tener una idea clara del tamaño de las porciones para múltiples alimentos y grupos. A medida que pase el tiempo aprenderás a identificar fácilmente grupos y porciones, y comer más sano será cada día mucho más fácil. Si en algún momento no tienes báscula o vaso medidor o estás comiendo en un restaurante, aquí te damos algunas pistas sobre cómo medir aproximadamente las porciones comparándolas con algunas partes del cuerpo. Este método tiene una gran variabilidad debido a los diferentes tamaños corporales, por lo que sólo funciona como una simple referencia. Es mejor que lo compares con raciones equivalentes medidas correctamente en casa para tener una mejor idea de cómo se adaptan a ti.

Proteína: una porción de proteína magra, como pollo o pescado, suele tener el tamaño y el grosor de la palma de la mano. Para fuentes de proteínas vegetarianas como el tofu o las legumbres, considere una porción de tamaño similar.

Carbohidratos: una porción de carbohidratos, como arroz o pasta, debe ser aproximadamente del tamaño de un puño cerrado. Para pan o cereales, busque una rebanada del tamaño de su mano.

Verduras: Llene la mitad de su plato con verduras en las comidas. Una porción de vegetales debe ser aproximadamente del tamaño de tu puño si son sólidos (calabacín, brócoli, tomate, otros) o de ambas manos bien abiertas apenas tocando las yemas de los dedos si son vegetales de hojas verdes (lechuga, espinacas crudas). Si te quedas con hambre después de las porciones de proteínas y carbohidratos, las verduras sin almidón son el camino a seguir, así que consume verduras sin almidón como verduras de hojas verdes, brócoli y calabacín.

Frutas: Una porción de fruta es aproximadamente del tamaño de su mano cerrada. Las frutas frescas son excelentes opciones, pero tenga en cuenta el tamaño de las porciones de frutas secas, ya que son ricas en calorías.

Grasas: Las grasas saludables como los aguacates, las nueces y las semillas deben consumirse con moderación. Una ración de frutos secos del tamaño de un pulgar o unas rodajas de aguacate son buenas pautas.

Lácteos o alternativas lácteas: Limítese a una porción de lácteos o alternativas lácteas, como una taza de leche o un recipiente pequeño de yogur.

Refrigerios: Para las porciones de refrigerios, considere usar recipientes o tazones pequeños. Esto puede ayudar a prevenir comer en exceso sin pensar mientras se mantiene el control de las porciones.

Cuando empieces a diseñar los menús de tu programa, recuerda que siempre puedes modificarlos y debes ajustarlos a tus objetivos y progreso. Comer más verduras puede resultar complicado al principio si no estamos acostumbrados a ellas, por lo que podrías empezar con sólo unas pocas y a medida que vayas añadiendo más verduras ir ajustando el resto del menú.

A veces estamos acostumbrados a comer alimentos ultraprocesados o ricos en grasas poco saludables y nuestras opciones iniciales de menú saludable pueden ser limitadas. En el libro "#1 ¡Prioridad TÚ!" menciono en el capítulo de recursos algunos buenos libros de recetas y enlaces donde puedes encontrar múltiples opciones deliciosas, fáciles de preparar y diferentes para enriquecer tu menú diario. También puedes buscar recetas en línea según tus gustos. Solo ten cuidado, muchas páginas en línea promocionan ciertos productos que podrían no ser adecuados para tu proceso de pérdida de peso o te cobrarán grandes cantidades por algo que podría no ser útil o necesario.

Al diseñar tus menús, asegúrate de no recurrir ni seguir otros programas dietéticos restrictivos como keto o bajos en carbohidratos. A largo plazo, ninguna dieta restrictiva específica ha mostrado beneficios sobre una dieta abierta bien equilibrada, que es exactamente lo que has estado diseñando en los pasos anteriores. Si una página determinada está completamente centrada en un determinado tipo de dieta (baja en carbohidratos, cetogénica u otra), es posible que desees proceder con precaución al agregar más de un par de sus recetas y menús a tu programa. El programa que estás desarrollando es un programa equilibrado, abierto y flexitariano de ser posible basado en plantas, lo que significa que puedes comer de todo en las porciones adecuadas siempre que se respeten tus cantidades diarias de calorías y macronutrientes.

Hay ciertos productos que quizás quieras tener cuidado al agregar a tus menús, si puedes eliminarlos de tu dieta, mejor aún. Estos incluyen cualquier alimento altamente procesado, grasas altamente saturadas (todas las que son sólidas a temperatura ambiente como aceite de coco, mantequilla o manteca de cerdo), cualquier sabor o potenciador del sabor artificial como glutamato monosódico o sales, azúcares agregados y edulcorantes, especialmente los con añadido de jarabe de maíz alto en fructosa o similar.

PASO 7: DISEÑAR TUS ACTIVIDADES FÍSICAS O PROGRAMA DE EJERCICIO

Con un plan de nutrición adecuado, estás listo para empezar a perder peso, pero podemos hacerlo mucho mejor agregando actividades físicas a nuestras vidas. El ejercicio por sí solo no ayuda tanto como una buena dieta para adelgazar, pero juntos son los pilares fundamentales de todo programa de adelgazamiento exitoso.

Este paso se centra en comprender los distintos tipos de ejercicios, su importancia en un programa de pérdida de peso, determinar los requisitos mínimos para mejorar la salud y cómo diseñar un programa de ejercicios personalizado que se adapte a sus necesidades.

Diferentes tipos de ejercicio:

1. **Ejercicio cardiovascular:** los ejercicios cardiovasculares, como caminar a paso ligero, correr, andar en bicicleta y nadar, elevan el ritmo cardíaco y ayudan a quemar calorías. Mejoran la salud cardiovascular, aumentan la resistencia y pueden desempeñar un papel importante en la pérdida de peso si se usan correctamente.

2. **Entrenamiento de fuerza:** el entrenamiento de fuerza, utilizando pesas libres, bandas de resistencia o máquinas de pesas, desarrolla masa muscular magra. El músculo quema más calorías en reposo, lo que contribuye al control del peso a largo plazo.

3. **Flexibilidad y Movilidad:** Incorporar actividades como yoga o Pilates puede mejorar la flexibilidad y el equilibrio, reduciendo el riesgo de lesiones durante el ejercicio y la movilidad en las actividades cotidianas.

4. **Entrenamiento en intervalos de alta intensidad (HIIT):** El HIIT implica breves ráfagas de ejercicio intenso seguidas de breves períodos de recuperación. Es una manera eficiente de mejorar el estado físico, aumentar la masa muscular y quemar calorías. La calistenia con algunos pesos añadidos en HIIT también se conoce como entrenamiento funcional. Si se realiza con un impacto muy bajo en las articulaciones y la zona lumbar, mientras se supervisa de cerca para una técnica adecuada, este tipo de ejercicio es la forma más rápida de ganar fuerza, músculo y resistencia, ya que sirve como ejercicio cardiovascular y de fuerza.

Importancia del ejercicio para bajar de peso: El ejercicio complementa los cambios dietéticos en un programa de pérdida de peso al aumentar el déficit de calorías, que es esencial para perder kilos de más. El ejercicio regular también estimula el metabolismo, promueve la pérdida de grasa y ayuda a preservar la masa muscular magra. Además, mejora la salud general, aumenta los niveles de energía y contribuye a una mentalidad positiva.

Ejercicio mínimo para mejorar la salud: Las recomendaciones de ejercicio mínimo para mejorar la salud incluyen:

- Al menos 150 minutos de actividad aeróbica de intensidad moderada por semana. Esto es 30 minutos 5 veces por semana.

- En los programas de pérdida de peso se recomienda el entrenamiento de fuerza para todos los grupos musculares principales dos o más días por semana para mantener la masa muscular.

ACTIVIDAD: DISEÑANDO TU PROGRAMA DE ACTIVIDAD FÍSICA

Durante esta actividad, diseñarás un programa de actividad física o ejercicio que puedas mantener y seguir con el menor riesgo posible de lesionarte. Tendrás que volver a tu diario desde el paso 3, a tus objetivos desde el paso 4 y a los datos de consumo de calorías por nivel de actividad física (PAL) del paso 5. También necesitarás conocer tu nivel de condición física o hacer una o varias pruebas para descubrirlo. Vamos paso a paso para que diseñes tu programa.

1. **Revisa tus Metas y datos:** Revisa las metas de actividad física y pérdida de peso que estableciste previamente. Utilizando el nivel de actividad física en el paso 6, compruebe qué tan diferente sería su consumo de energía en función de los diferentes niveles de actividad física. Según tus objetivos y el déficit de energía adicional que podría obtener con un PAL más alto, revisa y determina objetivos realistas de ejercicio y pérdida de peso. Tus objetivos SMART deben seguir siendo los mismos. Ya sea mejorar la salud cardiovascular, desarrollar fuerza o perder peso, unas metas y objetivos claros guiarán tu programa de ejercicios.

2. **Elije el tiempo y las actividades que disfrute:** Incorpora ejercicios que te resulten agradables, ya que es más probable que te mantengas comprometido cuando te diviertes. Revisa tu diario e intenta encontrar el momento que mejor se adapte a tu estilo de vida. No hay diferencia en los resultados si realizamos ejercicios por la mañana o por la noche. Solo asegúrate si lo haces por la mañana para no pasar todo el día cansado o si eliges por la noche para evitar estar sobre estimulado y perjudicar la calidad y cantidad de tu sueño.

3. **Equilibra el entrenamiento cardiovascular y de fuerza:** combina ejercicios cardiovasculares con entrenamiento de fuerza para obtener beneficios tanto de pérdida de peso como de desarrollo muscular. Es por eso que HIIT puede ayudar al promover ambos y se puede realizar en menos de 40 minutos al día, incluido el calentamiento y el enfriamiento para estirar y evitar lesiones.

4. **Progresión Gradual:** Es de suma importancia comenzar lentamente y aumentar progresivamente la intensidad, duración o peso levantado para desafiar a tu cuerpo y ver mejoras. Comienza siempre con actividades de bajo impacto como natación, ciclismo, máquinas elípticas, pilates o calistenia. Evita correr, hacer crossfit, HIIT de alto impacto o deportes de contacto como punto de partida. Si no conoces tu nivel de condición física empieza por medirte en una máquina controlada y regulada como una máquina elíptica o una bicicleta fija. Comienza por encontrar un entorno que te haga sentir cierta resistencia, pero podrías continuar durante al menos 30 minutos mientras hablas con alguien. Poco a poco empieza a aumentar la resistencia o la velocidad cada minuto hasta encontrar un nivel en el que sea difícil hablar con frases largas sin cortar por aire, esa sería tu intensidad media. Continúa subiendo la resistencia o velocidad hasta encontrar una en la que sientas que no puedes hablar o mantener el ritmo por mucho tiempo, esa es tu alta intensidad.

Recuerda que el ejercicio es parte de tu programa de pérdida de peso y que cada kilo que pierdas disminuirá el impacto en tus tobillos, rodillas, caderas y espalda ayudándote a prevenir dolores y lesiones que podrían limitar tu progreso y futura pérdida de peso. A medida que avances, podrás empezar a esforzarte por realizar nuevas actividades con un mayor impacto o exigencia en las articulaciones.

No intentes apuntarte a un medio Ironman, maratón o cualquier otra competición extremadamente exigente como motivación al empezar. Las posibilidades de lesionarte son altas si tu cuerpo no está preparado. Si este es tu caso, a menos que tengas más de 6 meses para entrenar y no estés planeando perder más del 5% de tu peso corporal actual, acude a un profesional de la salud para que te ayude con el programa.

5. **Variedad:** incluye una variedad de ejercicios e intensidades para prevenir el aburrimiento, evitar lesiones por uso excesivo y apuntar a diferentes grupos de músculos. Podrías establecer un par de días para un tipo de ejercicio, dos más para otro diferente y uno o más para recuperación activa o estiramientos.

6. **Consistencia:** establece un horario regular de ejercicio y comprométete a cumplirlo. La coherencia es clave para el éxito a largo plazo. En tu agenda, debes anotar algunas cosas para que sea más fácil de seguir. Establece el día de la semana, el tipo de ejercicio, la intensidad con la que piensas realizarlo y las variaciones que piensas incluir como rutina ese día. Una manera fácil de mantener la constancia es unirse a un club o grupo de ejercicios (club de natación o carrera, club de ciclismo amateur, etc.), de esa manera tendrá una motivación extra en el equipo y un entrenador que te ayudará con tu programa de ejercicios.

7. **Escribiéndolo**:

    1. En una hoja de papel, un calendario, un diario especialmente diseñado, una hoja de cálculo digital u otro que pueda resultarle útil, comienza por hacer un calendario o cronograma

de al menos 8 semanas. Para cada día, deja al menos de 2 a 6 líneas debajo para escribir.

2. Debajo de la fecha, la primera línea debe ser el ejercicio que realizaras. Puede ser natación, ciclismo, HIIT, baile, pilates, yoga o el que elijas.

3. En la segunda línea anota el tiempo o distancia estimada que piensas realizar el ejercicio y la intensidad. Además, escribe si tienes planificada una rutina específica para ese día o estarás en diferentes intensidades durante determinados periodos. Para el tiempo o distancia intenta utilizar marcadores fáciles de medir como 1 hora, 30 minutos, etc., o 200 mts, 4 millas, etc. Si vas a realizar diferentes variaciones como rutina es mejor anotarlas. para que sirvan como metas o hitos del día. Usa el formato que más te convenga, como 3 x 5 min de alta intensidad (3 veces de 5 minutos con alta intensidad), o 5 series de 5 repeticiones con 30 libras, o cualquiera que te ayude a describir mejor lo que lograrás cada día.

4. Utiliza las líneas adicionales que aparecen debajo para anotar actividades adicionales, como si estás realizando más de un tipo de ejercicio o si tienes varias sesiones de entrenamiento ese día.

5. Deja una línea al final para escribir cómo te sentiste al hacer ejercicio ese día y cualquier otra nota o pensamiento que consideres necesario.

Como ejemplo, podrías tener una planeacion como la siguiente para realizar un seguimiento de tus objetivos diarios.

	Lun	Mar	Casa rse	Jue	Vie	Se sentó
Ejercicio	Nadar	Ciclo	Pilates	Nadar	Ciclo	HIIT
Intensi dad	200 mts calentami ento 800 mts continuac ión medio int	10 min calentami ento baja intensida d 20 min con intervalos 5 min media- alta por 5 min baja int.	clase de 1 hora	Calentami ento 200 mts. 10 sprints de 50 mts con 40 segundos de descanso	10 min calentami ento baja intensida d Continuar 20 minutos medio int.	Clase de entrenami ento funcional de cuerpo entero de 45 min.

8. **Consulta a un profesional:** si eres nuevo en el ejercicio y tienes problemas para configurar tu programa o tienes inquietudes de salud específicas, consulta con un profesional del fitness o un proveedor de atención médica para asegurarse de que tu programa sea seguro y efectivo. En muchos gimnasios o clubes deportivos, puedes tener acceso a profesionales capacitados que te ayudarán a establecer o adaptar tu programa de entrenamiento a tus necesidades. Solo recuerda siempre que la nutrición la ven nutriólogos, lo medico doctores y los entrenadores solo ven las rutinas de ejercicio. No corras riesgos consumiendo suplementos y productos recomendados por entrenadores para perder peso. Ya hemos visto varios casos terminar hospitalizados.

Recuerda, el mejor programa de ejercicios es aquel que puede mantener en el tiempo. No se trata sólo de perder peso sino también de mejorar tu salud y bienestar general. Adapta su programa según sea necesario para que sea divertido, desafiante y alineado con tus objetivos. No tengas miedo de probar nuevos deportes o unirte a un equipo. Los estudios en varios países han demostrado que las personas que participan en actividades deportivas compartidas o sociales tienen un mejor bienestar general y viven más que aquellos que practican deportes individuales.

Comprobación de resultados para el paso 7

Una vez realizado este ejercicio deberás tener un calendario o tabla para guiar tu ejercicio o actividades físicas para las siguientes semanas. Como ejemplo, podrías tener un gráfico como el siguiente para realizar un seguimiento de tus objetivos diarios.

	Lun	Mar	Casa rse	Jue	Vie	Se sentó
Ejercicio	Nadar	Ciclo	pilates	Nadar	Ciclo	HIIT
Intensidad	200 mts calentamiento 800 mts continuación medio int	10 min calentamiento baja intensidad 20 min con intervalos 5 min media-alta por 5 min baja int.	clase de 1 hora	Calentamiento 200 mts. 10 sprints de 50 mts con 40 segundos de descanso	10 min calentamiento baja intensidad Continuar 20 minutos medio int.	Clase de entrenamiento funcional de cuerpo entero de 45 min.
Notas y sentimientos						

Mantener este tipo de planes, además de ayudarle a realizar un seguimiento de su progreso, puede proporcionarle un recordatorio constante de tus objetivos más importantes y servirte como victorias diarias para mantenerte motivado.

PASO 8: IMPLEMENTAR EL MINDFULNESS Y OTRAS TÉCNICAS DE BIENESTAR EN TU ESTILO DE VIDA

Este paso enfatiza la integración de la atención plena, la buena higiene del sueño, el bienestar mental y las técnicas de manejo del estrés en su vida diaria. Estas prácticas desempeñan un papel vital para mejorar tu salud general, tu bienestar y el éxito en tu proceso de control de peso.

Ya mencionado, la atención plena es la práctica de estar plenamente presente y consciente del momento actual sin juzgar. Implica reconocer sus pensamientos, emociones y sensaciones. Se puede aplicar a varios aspectos de la vida, incluida la alimentación, el ejercicio y el manejo del estrés. Los beneficios de la atención plena incluyen reducción del estrés, mejora del bienestar emocional y una conexión más profunda con las señales de hambre y saciedad de tu cuerpo, todos los cuales son esenciales en tus esfuerzos por controlar el peso.

Profundicemos un poco más en algunos de los beneficios clave del mindfulness:

1. **Reducción del estrés:** Mindfulness te permite desapegarte de las presiones del pasado y del futuro, centrándote en el aquí y el ahora. Esto puede reducir significativamente el estrés y la ansiedad, que son desencadenantes comunes de la alimentación emocional y los excesos. No te preocupes por lo que pasó en el pasado, aprende de ello y haz en el presente lo que sea necesario para ser mejor en el futuro.

2. **Regulación de las emociones:** al practicar la atención plena, estás más en sintonía con tus

emociones y puedes gestionarlas mejor. Esta conciencia emocional puede prevenir la frustración, la ira, la tristeza y la alimentación impulsiva acumuladas impulsadas por estos sentimientos negativos.

3. **Hábitos alimentarios mejorados:** la alimentación consciente te anima a saborear la comida, prestar atención a los sabores y texturas y escuchar las señales de hambre y saciedad de tu cuerpo. Esto puede ayudar a prevenir comer en exceso y promover hábitos alimentarios más saludables. A medida que comiences a seguir el plan de nutrición que creaste, este se vuelve de gran valor para saber si estás comiendo en exceso en un momento determinado, debes guardar porciones o refrigerios para otros momentos del día debido al hambre, y muchas otras situaciones por las que necesitarás adaptar tu plan de nutrición.

4. **Autocontrol mejorado:** estar presente en el momento te permite tomar decisiones conscientes sobre lo que comes y cuánto, o continuar o no durante el ejercicio. Mejora tu autocontrol y te ayuda a resistir tentaciones nocivas que te pueden impedir alcanzar tus objetivos diarios.

5. **Conciencia corporal:** la atención plena fomenta una conexión más profunda con tu cuerpo, permitiéndote reconocer señales genuinas de hambre y saciedad. Esto puede ayudarte a comer de una manera que respaldes tus objetivos de control de peso.

6. **Bienestar mental:** la práctica regular de atención plena se ha relacionado con un mejor bienestar mental, incluida la reducción de los síntomas de depresión y una mayor felicidad general.

7. **Mejor relación con la comida:** La atención plena puede ayudarte a formar una relación más sana y

positiva con la comida al liberarte de dietas restrictivas y adoptar un enfoque más equilibrado y abierto de la alimentación.

El segundo aspecto del bienestar a implementar para tener un programa de pérdida de peso exitoso es el sueño. Un sueño de calidad es fundamental para tu salud general. La mala calidad del sueño o la falta de sueño provocan un cuerpo inquieto y estresado. Este estrés o falta de descanso altera el metabolismo provocando un aumento de peso por diferentes vías. Para tener el mejor sueño y recuperación debes adoptar una buena serie de hábitos antes de dormir. Se denominan buena higiene del sueño e incluyen algunas de las siguientes mejores prácticas:

Establecer una rutina de sueño: Acuéstate y levántate a la misma hora todos los días. Lo óptimo para dormir es de 7 a 8 horas cada noche, pero puede variar para cada persona.

Creación de una rutina relajante a la hora de acostarse: realiza actividades relajantes antes de acostarse, como leer o hacer estiramientos suaves. Evita hacer ejercicio vigoroso o recibir noticias del trabajo, juegos o contenidos de televisión estresantes poco antes de acostarse.

Optimización de su entorno de sueño: asegúrate de que tu dormitorio esté oscuro, tranquilo y a una temperatura cómoda.

Limitar el tiempo frente a la pantalla: reduce la exposición a las pantallas antes de acostarse, ya que la luz azul de los dispositivos puede interferir con el sueño. El tiempo antes de acostarse difiere entre los estudios, pero tómate al menos 30 minutos fuera de la pantalla antes de dormir.

Evita estimulantes y comidas copiosas antes de acostarte: la cafeína y la nicotina son estimulantes que pueden alterar el sueño, por lo que es mejor evitarlas por la noche. Además, evita las comidas ricas en grasas, pesadas, picantes o ácidas cerca de la hora de acostarte, ya que pueden provocar malestar e indigestión.

Hacer ejercicio con regularidad: realizar actividad física con regularidad, especialmente durante el día, puede mejorar la calidad del sueño. Sin embargo, es importante evitar el ejercicio extenuante cerca de la hora de acostarte, ya que puede tener el efecto contrario.

Limitar las siestas: si bien las siestas cortas pueden ser rejuvenecedoras, las siestas largas o al final de la tarde pueden interferir con el sueño nocturno. Si necesita tomar una siesta, trata de que no dure más de 30 minutos y que sea lo más temprano en el día.

Manejo del estrés y la ansiedad: Los niveles altos de estrés pueden alterar el sueño. Practicar técnicas de relajación como la respiración profunda, la meditación o la relajación muscular progresiva puede ayudar a controlar el estrés y mejorar el sueño. La aromaterapia con lavanda y manzanilla puede ayudar a crear un ambiente relajante y reducir la ansiedad o el estrés antes de acostarse.

El tercer aspecto del bienestar que debes implementar en tu programa de pérdida de peso es el bienestar mental y el manejo del estrés. Existe infinidad de técnicas y libros sobre ellas para el manejo del estrés. Para tu programa de peso, recomendamos incluir las siguientes técnicas para un control eficaz del estrés y el bienestar mental:

Meditación y Respiración Profunda: La meditación y la respiración profunda son prácticas poderosas que promueven la relajación y alivian el estrés. A través de la meditación, creas un espacio tranquilo para centrar tus pensamientos y liberar las cargas del día. La respiración profunda, a su vez, ralentiza el ritmo cardíaco y calma el sistema nervioso. Juntos, te ayudan a encontrar la paz interior y la claridad mental, lo que te permite afrontar los desafíos de la vida con una mente tranquila y concentrada. Estas prácticas no sólo son esenciales para reducir el estrés sino también para fomentar el bienestar general, lo que las convierte en herramientas invaluables en el camino hacia una vida más sana y equilibrada. Tómate un momento cada día para meditar sobre las victorias de tu día y cómo eso te acerca a tus metas.

Actividad física: el ejercicio regular puede aliviar el estrés y mejorar el estado de ánimo. Sigue tu programa de ejercicios del paso 7 y concéntrate en tener al menos un día de estiramiento y relajación. La yoga y el Pilates pueden ayudarte tanto a relajarte mentalmente como a activarte físicamente.

Búsqueda de apoyo: comparte tus pensamientos y sentimientos con amigos, familiares o un profesional de salud mental cuando sea necesario. Tener al menos una persona con quien hablar sobre cualquier problema mental que puedas tener puede marcar la diferencia entre el éxito y quedarse estancado en tu viaje.

Gestión del tiempo: La gestión del tiempo es un hábito que siempre es bueno promover. Organiza tus semanas y días para reducir el estrés causado por horarios y plazos ajustados. Después del análisis de tu estilo de vida del Paso 3, organizar tus días con tu plan de alimentación del Paso 6 y tu programa de ejercicios del Paso 7 debería ser un poco más fácil.

Asegúrate de incluir algo de tiempo para relajarte y meditar.

El cuarto y último aspecto de bienestar de tu programa debe ser llevar un diario para generar conciencia. Llevar un diario que incluya la ingesta diaria de alimentos, las actividades físicas, la calidad del sueño, el estado emocional y las prácticas de atención plena es una herramienta valiosa. Fomenta el autoconocimiento y proporciona un registro para analizar y mejorar con el tiempo. Al realizar un seguimiento de estos aspectos de tu vida, puedes identificar patrones, establecer metas alcanzables y tomar decisiones informadas para respaldar tu control de peso y tus objetivos de salud generales. Hablaremos más sobre llevar un diario y registrar sus actividades para tomar conciencia y volverse más consciente en el siguiente paso.

Integrar el mindfulness, una buena higiene del sueño, el bienestar mental y el manejo del estrés en su estilo de vida te brinda herramientas poderosas para tener éxito en tu viaje de control de peso. Estas prácticas no sólo mejoran tu bienestar físico, sino que también mejoran tu resiliencia mental y emocional, promoviendo una salud a largo plazo y una vida equilibrada y plena.

ACTIVIDAD: IMPLEMENTAR UNA COMIDA CONSCIENTE Y UNA BUENA HIGEN DEL SUEÑO.

Durante esta actividad, comenzaremos nuestra búsqueda de salud y bienestar, implementando la atención plena y una buena higiene del sueño como piedra angular de nuestro viaje. Estas prácticas no sólo contribuyen a que durante las noches descanses, sino que también infunden claridad y presencia a nuestros días. Mientras profundizamos en el ejercicio guiado, recuerda que la atención plena es más que un estado fugaz; es más bien una forma de afrontar la vida. Nos recuerda saborear cada momento, nutrir nuestro cuerpo y calmar nuestra mente. Así como preparamos nuestro cuerpo para un sueño reparador, debemos preparar nuestra mente para una vida llena de atención enfocada en buscar equilibrio y serenidad.

Comencemos por establecer tu nuevo procedimiento alimentario o práctica para comer. Practicar una alimentación consciente puede ayudarte a establecer una relación más saludable con la comida, promover el control de las porciones y reducir el comer en exceso. A continuación, te presentamos una breve guía de 10 pasos para que comiences a implementar la alimentación consciente a la hora de comer:

1. **Preparación:**

   ¿Dónde estás comiendo? Encuentra un lugar cómodo y tranquilo para comer y comienza por crear un ambiente tranquilo y agradable para tu comida. Elimina distracciones como la televisión o el teléfono y siéntate en una mesa limpia y bien iluminada.

2. **Conciencia:**

   ¿Qué estás comiendo? Comienza tomándote un momento para observar tu comida. Nota los colores, texturas y aromas. Aprecia el esfuerzo que se hizo al preparar tu comida.

3. **Gratitud:**

   Trata de expresar siempre gratitud por la comida y la nutrición que proporciona. Este simple acto puede establecer un tono positivo para tu comida.

4. **Saborea cada bocado:**

¿A qué sabe? Al dar el primer bocado, presta atención a los sabores y texturas. Mastica lenta y minuciosamente. Deja el tenedor entre bocado y bocado para evitar apresurarte.

5. **Escucha a tu cuerpo:**

Come a un ritmo lento y durante toda la comida, sintoniza las señales de hambre y saciedad de tu cuerpo. Haz una pausa periódicamente para evaluar qué tan hambriento o lleno te sientes. Esto te ayuda a evitar comer en exceso y conocer la cantidad de alimentos que tu cuerpo debe consumir en cada comida.

6. **Involucra tus sentidos:**

¿Qué sientes? Involucra todos sus sentidos mientras comes. Concéntrate en los sonidos, olores y texturas de tu comida. Esta experiencia sensorial potencia el placer de comer.

7. **Conversaciones conscientes:**

Si comes con otras personas, participa en conversaciones conscientes. Evita discutir temas estresantes o participar en debates acalorados que puedan distraer la atención de tu comida.

8. **Sin juicio:**

Se amable contigo mismo. Si tu mente divaga o te resulta difícil permanecer presente, está bien. Guía suavemente tu atención de regreso a tu comida. Distraerse o dejarse llevar por la resolución de problemas o pensamientos estresantes es común durante la hora de comer; se necesita un poco de tiempo y practica para aprender a bloquear estas distracciones.

9. **Reflexión después de las comidas:**

Después de comer, tómate un momento para reflexionar sobre tu comida. ¿Cómo te sientes física y emocionalmente? ¿Disfrutaste tu comida? ¿Qué aprendiste sobre tus hábitos alimenticios?

10. **Practica regularmente:**

La alimentación consciente es una habilidad que mejora con la práctica. Trata de incorporar estas técnicas en la mayoría de tus comidas para obtener el máximo beneficio.

Como segunda actividad sobre mindfulness y dormir bien, ahora te dejamos otra breve guía de 8 pasos para que empieces a implementar un poco de meditación con respiración profunda antes de acostarte. Practicar meditación con respiración profunda y aromaterapia antes de acostarse puede promover la relajación y preparar la mente y el cuerpo para un sueño reparador.

1. **Preparando la escena:**

¿Dónde estás durmiendo? Crea un ambiente relajante a la hora de acostarte. Atenúa las luces y elimina las distracciones.

2. **Aromaterapia o Musicoterapia:**

Elije un aceite esencial calmante, como lavanda, manzanilla o ylang-ylang. Coloca unas gotas en un pañuelo de papel o utiliza un difusor de aceites esenciales para infundir en la habitación un aroma relajante.

Como otra opción, puedes agregar o utilizar sonidos o música relajantes. Los sonidos de la naturaleza como las olas del mar, un río o el canto de los pájaros podrían ser una buena opción. Intenta mezclar algunos sonidos con aromas que creas que van juntos, como la menta verde y el pino, con un ligero sonido de lluvia de bosque.

3. **Posición cómoda:**

Siéntate o acuéstate en una posición cómoda. Asegúrate de que tu cuerpo esté bien apoyado y pueda relajarse por completo. Si estás en la cama podrías colocar una almohada debajo del cuello y otra debajo de las rodillas para estar apoyado y más cómodo.

4. **Respiración profunda:**

Comienza con respiraciones lentas y profundas. Inhala profundamente por la nariz mientras cuentas hasta cuatro. Aguante la respiración mientras cuentas hasta cuatro y luego exhala lentamente por la boca mientras cuentas hasta seis. Concéntrate en el ritmo de tu respiración.

5. **Escaneo corporal:**

Dirige gradualmente tu atención a diferentes partes de su cuerpo, comenzando desde los dedos de los pies y avanzando hacia arriba. Mientras te concentras en cada parte del cuerpo, libera conscientemente cualquier tensión que puedas tener.

6. **Meditación:**

Elije una meditación guiada o simplemente concéntrate en tu respiración, permitiendo que los pensamientos acelerados se alejen. Imagina una escena pacífica y tranquila, como un océano en calma o un bosque sereno. Aquí es donde los aromas y la música elegidos podrían resultarte más útiles.

7. **Relajación y Gratitud:**

   Mientras meditas, cultiva una sensación de relajación y gratitud por el día que ha pasado. Deja de lado cualquier preocupación o estrés y cámbialo por las muchas victorias que tuviste durante tu día.

8. **Sueño consciente:**

   Cuando termines tu meditación, déjate llevar por un sueño tranquilo. Deja de lado cualquier pensamiento restante y concéntrate en tu respiración y en el aroma y sonido calmantes que hayas elegido.

Comprobación de resultados para el paso 8

Los ejercicios de este paso son difíciles de revisar si no realizas un seguimiento o creas alguna forma de registrarlos al principio. Llevar un diario para ellos puede resultar útil. Registrar tus sentimientos mientras haces estos ejercicios y después de ellos es la parte más importante para mejorar. Veremos más sobre cómo realizar un seguimiento de tu progreso en el siguiente paso.

Para la práctica de la alimentación consciente, mantén en tu diario, registro de alimentos o en el método que elijas para seguir tu progreso un espacio específico para anotar los aspectos mentales y emocionales al comer.

Para conocer los efectos y resultados de los ejercicios de meditación, registra cómo dormiste y qué tan descansado te sentiste por la mañana. Intenta encontrar los sonidos, aromas y respiraciones correctos o meditaciones guiadas que te brinden los mejores resultados.

Se necesita tiempo para incorporar estos ejercicios a tu rutina diaria. Sé paciente y amable contigo mismo permitiéndote no ser perfecto cada vez y mejorar poco a poco.

PASO 9: SEGUIMIENTO Y COMPARACIÓN DE TU PROGRESO

Mantener un registro completo de tu viaje es un elemento fundamental en el camino hacia un control de peso exitoso. Este paso resalta la importancia de realizar un seguimiento de varios aspectos de tu vida diaria, incluida la ingesta de alimentos, la nutrición, las actividades físicas, el sueño, la hidratación, las emociones y otros factores relevantes. Además, subraya la importancia de registrar mediciones corporales periódicas para controlar tu progreso a lo largo del tiempo. Ya sabes cómo hacer esto porque hiciste una gran parte en el paso 3. La principal diferencia aquí es que ahora estás siguiendo el programa que diseñaste en lugar de intentar descubrir los detalles de tu estilo de vida. Otra diferencia es que ahora sabes dónde estás y mantendrás un registro para encontrar áreas de mejora y aprender más sobre ti mismo haciendo comparaciones periódicas con tu punto de partida.

Por qué es importante el seguimiento:

Responsabilidad: un diario de alimentos, un registro de actividades y un registro de bienestar general te hacen responsable de tus elecciones, lo que promueve la toma de decisiones conscientes.

Reconocimiento de patrones: el seguimiento te permite identificar patrones y hábitos recurrentes, tanto positivos como negativos, que impactan tu viaje.

Alineación de objetivos: el monitoreo regular garantiza que tus acciones se alineen con tus objetivos, ofreciendo la oportunidad de corregir el rumbo cuando sea necesario.

Evaluación del progreso: las mediciones corporales periódicas y el seguimiento regular te ayudan a medir tu éxito y celebrar los logros.

Qué registrar:

1. **Consumo de alimentos y nutrición:** lleva un diario de alimentos detallado, registrando lo que comes, el tamaño de las porciones y el contenido nutricional. Presta atención a los macronutrientes (carbohidratos, proteínas, grasas), fibra y micronutrientes si puedes. A medida que pase el tiempo, será mucho más fácil distinguir las porciones y conocerás el valor nutricional de los alimentos, por lo que hacer una valoración rápida de qué y cuánto comer en cada comida no será un problema. Especialmente cuando sales a comer o cenar fuera de casa.

2. **Actividades físicas:** registra tus rutinas de ejercicio, incluido el tipo de actividad, duración e intensidad. Realiza un seguimiento de tus pasos, entrenamientos y movimientos diarios para comprobar cómo puedes volverte más activo cada día. Pasar del uso de ascensores a escaleras o caminar cuando sea posible son buenos ejemplos de actividades que pueden ayudar a llevar un estilo de vida más activo.

3. **Descanso y sueño:** registra tus patrones de sueño, anotando la duración y la calidad del sueño. Documenta cualquier interrupción o perturbación. Mantén un registro de las rutinas a la hora de acostarte para mejorar tu higiene del sueño y descanso.

4. **Hidratación:** Controla tu consumo de agua, buscando una hidratación diaria adecuada. Recuerda que debes beber más de 2 litros o 64 oz. de líquidos (no refrescos) todos los días.

5. **Emociones y niveles de estrés:** documenta tu estado emocional y cualquier factor estresante que encuentres. Esta información ayuda a identificar los desencadenantes emocionales de la alimentación y las actividades que pueden ayudarte como mecanismo de afrontamiento.

6. **Otros factores relevantes:** Dependiendo de tus objetivos específicos, puedes realizar un seguimiento de muchas otras variables. Para algunas personas, el seguimiento de variables como el consumo de alcohol, la ingesta adicional de medicamentos, la respuesta física a ciertos tipos de alimentos o restricciones dietéticas específicas (gluten, lactosa, otras) podría proporcionarles información valiosa para sentirse mejor.

Medidas corporales periódicas:

Mide y registra periódicamente tu peso, circunferencia de la cintura y otras medidas corporales relevantes. Esto proporciona un indicador tangible de tu progreso físico. Como hiciste en el paso 2 de esta guía, sigue midiéndote cada semana para realizar un seguimiento de tu progreso y registrarlo en el mismo formato.

Recuerda que existen múltiples factores que afectan el peso, como la pérdida de grasa frente a la ganancia o pérdida de músculo. La mayoría de las veces, las medidas corporales proporcionan una mejor idea de la pérdida de grasa que el peso en la báscula.

Comparación de resultados y análisis:

Revisa periódicamente los datos de tu seguimiento para comparar resultados y evaluar tu progreso. ¿Has logrado tus metas y objetivos? ¿Qué patrones o hábitos están surgiendo? ¿Hay áreas que requieren ajustes? ¿Cómo te sientes?

ACTIVIDAD: SIGUE, MIDE Y COMPARA TUS RESULTADOS

Hacer un seguimiento de tus hábitos, medir tu cuerpo y comparar tus resultados iniciales y periódicos es una práctica valiosa en su proceso de control de peso. Esta actividad debe repetirse una y otra vez a lo largo de su programa o incluso en el transcurso de su vida. Aunque ya has hecho la mayor parte de esto antes en los pasos 2 y 3, aquí tienes un pequeño ejercicio guiado de 10 pasos a paso para ayudarte a aprovechar al máximo manteniendo un registro exhaustivo de tu progreso para comparar periódicamente y obtener mejores resultados:

Paso 1: Preparación

Encuentra un espacio tranquilo y cómodo donde puedas concentrarte sin distracciones. Ten listo su diario, tu cinta métrica y la báscula.

Paso 2: Comience con la reflexión

Respira profundamente unas cuantas veces para centrarte. Reflexiona sobre el viaje que has emprendido y las metas que te has fijado. Recuerda tu motivación y las razones que impulsan tu compromiso con el cambio. Este es un largo viaje que dura toda la vida, así que, sin importar los resultados de la medición o comparación, se consciente y trátate a ti mismo con compasión porque es solo un paso más en el camino.

Paso 3: Hábitos y seguimiento

Comencemos repasando el período que estaremos comparando. Abre tu diario y revisa tus registros de seguimiento diarios. Observa tu ingesta de alimentos, rutinas de ejercicio, patrones de sueño y estados emocionales. Ten en cuenta o busca cualquier patrón o tendencia emergente e identifica tanto tus éxitos como tus áreas de mejora. Esto es similar al análisis que hiciste sobre tu estilo de vida en el paso 3. Revisa con especial interés cuando algo no fue como esperabas o estuvo mal para encontrar posibles desencadenantes de ese evento o situación.

Paso 4: Medidas corporales

Ahora, pesa y mide tu cuerpo como lo hiciste inicialmente en el paso 2. Usa la cinta métrica para registrar la circunferencia de tu cintura, cadera, brazo y pierna y cualquier otra medida corporal relevante que hayas estado siguiendo.

Paso 5: Comparar y analizar

Compara tus mediciones actuales y registros de seguimiento con los iniciales. Ten en cuenta cualquier cambio en el peso, el tamaño corporal o los patrones de hábitos. ¿Te estás acercando a tus objetivos? ¿Qué ideas puedes extraer de esta comparación? Es bueno mantener gráficos u otros registros visuales que puedan ayudar a que los datos sean más amigables y comprensibles.

Paso 6: Revisar las metas y establecer nuevos objetivos

Según tu análisis, si es necesario, establece objetivos nuevos y alcanzables para tus metas o motívate para continuar en el próximo período. Estos nuevos objetivos deben servir como hitos, deben ser SMART (específicos, mensurables, alcanzables, relevantes y tener un límite de tiempo) y estar alineados con tus objetivos generales.

Paso 7: Ajusta y planifica en consecuencia

Reflexiona sobre los cambios o mejoras que necesitarás realizar en tu programa o hábitos diarios para alcanzar tus objetivos. ¿Qué ajustes son necesarios para tu nutrición, ejercicio, sueño o bienestar emocional? No es necesario crear un nuevo programa, sólo encontrar una manera fácil y práctica de implementar estos pequeños cambios, a veces es más fácil decirlo que hacerlo.

Paso 8: Refuerzo Positivo

Reconoce y celebra tus logros, por pequeños que parezcan. El refuerzo positivo aumenta la motivación y mantiene tu compromiso con el viaje. Puedes darte pequeños obsequios por única vez al alcanzar ciertos hitos. Podrían ser las golosinas que sabes que no deberías pero que te encanta, una prenda de vestir o algo más grande como un viaje o un nuevo artículo deportivo para tu programa de ejercicios, ¡tú eliges! Establece y mantén una recompensa guardada exclusivamente para cuando alcances tus objetivos principales.

Paso 9: Coherencia

Recuerda que la coherencia es clave. Manten un seguimiento regular de tus hábitos y medidas corporales, y revisa periódicamente este ejercicio guiado para evaluar tu progreso. Con el paso del tiempo, muchas de las actividades que practicamos habitualmente se convierten en hábitos. Con suerte, hacer un seguimiento de tu salud y bienestar se convertirá en algo para toda la vida.

Paso 10: Reflexión final

Intenta siempre finalizar tus análisis y comparaciones con unos momentos de reflexión y agradecimiento. Reconoce tu dedicación a la superación personal y el viaje transformador en el que te encuentras.

Comprobación de resultados para el paso 9

Cuando llevas un diario exhaustivo de tu viaje y progreso, tendrás muchos datos para revisar y comparar. Para facilitar la comparación como resultado del proceso de este paso, debes utilizar o recurrir a tablas, cuadros o gráficos que simplifiquen la visualización de los resultados. En el Diario del programa de pérdida de peso que diseñamos y está disponible en Amazon como parte de la Serie de control de peso de ERS, encontrará algunas de las plantillas que necesitas. Hay muchas opciones, pero entre todos los gráficos posibles que quizás quieras tener aquí hay dos que podrían ser más útiles.

1. **Tabla de progreso de peso:**

   Un gráfico de líneas que rastrea los cambios de peso corporal a lo largo del tiempo. El eje X muestra los intervalos de tiempo (semanas, meses), mientras que el eje Y ilustra tu peso en libras o kilogramos. Este gráfico proporciona una forma sencilla de observar las fluctuaciones del peso y controlar tu progreso general.

2. **Cambios en las medidas corporales con el tiempo:**

   Al igual que con el peso, este gráfico lineal ilustra los cambios en las medidas de su cuerpo, incluido el peso corporal, la circunferencia de la cintura y la circunferencia de la cadera, a lo largo del tiempo. El eje X representa los períodos (semana, meses) y el eje Y muestra las medidas en las unidades que ha registrado (lb , Kg, pulgadas, cm). Al realizar un seguimiento de estas mediciones en un gráfico, puede visualizar fácilmente tu progreso en términos de tamaño y peso durante el programa.

Otros cuadros o gráficos que quizás quieras diseñar o utilizar para medir tu progreso o tus niveles de bienestar general podrían ser los siguientes.

1. **Distribución nutricional de macronutrientes:**

   Este gráfico circular o de barras proporciona un desglose de tu ingesta de macronutrientes (carbohidratos, proteínas y grasas) durante un período específico, como una semana o un mes. El eje X muestra las categorías de macronutrientes y el eje Y representa el porcentaje o gramos de cada nutriente consumido. Ofrece una imagen clara de tu equilibrio dietético y las áreas donde pueden ser necesarios ajustes. Este cuadro es especialmente útil si tenemos una semana atípica con múltiples cambios en tu programa de alimentación como días festivos, vacaciones u otros donde tuviste dificultades para cumplir con tu programa.

2. **Frecuencia y duración del ejercicio:**

   Crea un gráfico de barras que muestre la frecuencia y duración de tus actividades físicas a lo largo del tiempo. El eje X muestra los intervalos de tiempo (semanas o meses) y el eje Y representa el número de sesiones de ejercicio u horas dedicadas a la actividad física. Este gráfico le ayuda a realizar un seguimiento de tu compromiso con el ejercicio e identificar tendencias en sus hábitos de ejercicio.

3. **Patrones y calidad del sueño:**

   Desarrolla un gráfico de líneas que visualice tus patrones y calidad de sueño. El eje X indica el tiempo y el eje Y ilustra la cantidad de horas de sueño o una calificación de la calidad del sueño.

Este gráfico te permite controlar las mejoras enla higiene y la duración del sueño y evaluar el impacto en tu bienestar.

4. **Estado emocional y hábitos alimentarios:**

   Utiliza un diagrama de dispersión o un gráfico lineal para explorar la relación entre tu estado emocional y tus hábitos alimentarios. El eje X representa el tiempo, mientras que el eje Y representa su estado emocional (nivel de estrés o estado de ánimo) y el número de episodios de alimentación emocional. Esta representación visual ayuda con el diario de estado emocional a identificar patrones y desencadenantes de la alimentación emocional.

5. **Gráfico de líneas de logro de objetivos:**

   Crea un gráfico de líneas para monitorear tu progreso hacia objetivos específicos. El eje X representa el tiempo, mientras que el eje Y indica tu porcentaje de logro o la cantidad de objetivos cumplidos. Esta representación visual te motiva al resaltar tus éxitos y las áreas que pueden necesitar mayor atención.

PASO 10: PERSPECTIVA A LARGO PLAZO; APRENDER Y HACER CORRECCIONES.

A medida que avanzas en tu proceso de control de peso, es vital reconocer que lograr y mantener tu peso ideal junto con tu salud y bienestar es un esfuerzo a largo plazo que se extiende más allá de simples modificaciones en la dieta y ejercicio. Aquí enfatizamos varios puntos críticos a tener en cuenta por el resto de tu viaje o tu vida:

1. Salud y Bienestar como Objetivos a Largo Plazo:

Comprender que la salud y el bienestar no son metas a corto plazo sino objetivos para toda la vida. Mantener un peso saludable y un bienestar requiere compromiso sostenido, coherencia y adaptabilidad. Llevar un estilo de vida saludable a partir de ahora te acercará cada día más a tus objetivos.

2. La importancia del aprendizaje continuo:

Continúa aprendiendo sobre nutrición, ejercicio y salud para perfeccionar y mejorar tu programa a largo plazo. Mantente informado sobre las últimas investigaciones y mejores prácticas para tomar decisiones informadas. Ten cuidado con las opciones de soluciones rápidas, las modas pasajeras, las verdades a medias y las estafas que pueden parecer plausibles o interesantes, pero que sólo te costarán tiempo y dinero sin ayudarte. En algunos casos, incluso podrían ponerte en riesgo. Aprender todo lo que puedas te ayudará a reconocerlos y a mantenerte seguro y encaminado en tu vida.

3. Hacer correcciones en el camino:

Los contratiempos o desafíos son y siempre serán una parte natural dl viaje. Si encuentras dificultades o desviaciones de tus objetivos, debes estar abierto a hacer correcciones. No te desanimes, considera estos momentos como oportunidades de crecimiento.

4. Buscar ayuda profesional cuando sea necesario:

En ocasiones, puedes encontrar obstáculos que requieran orientación profesional. Si alguna vez te sientes abrumado, estancado o enfrentas problemas relacionados con la salud, no dudes en buscar la experiencia de profesionales de la salud. Siempre es mejor pedir ayuda a expertos que recurrir a consejos no profesionales en internet ya que eso podría traer más problemas que soluciones.

5. Atención y soporte personalizados:

Comprende que tu viaje es tan único como tu. Busca profesionales de la salud que puedan ofrecer atención personalizada, adaptada a tus necesidades, desafíos y objetivos específicos. No existe una solución única para el cuidado de la obesidad y la pérdida de peso, cada programa o tratamiento debe adaptarse y personalizarse según tu estilo de vida.

6. Mentalidad adaptativa:

Adopta una mentalidad adaptativa que te permita evolucionar y realizar cambios en respuesta a tus necesidades continuas de salud y bienestar. La vida está llena de altibajos, la flexibilidad y la apertura a nuevos enfoques pueden ser claves para el éxito a largo plazo.

7. Celebrando los logros:

Reconoce y celebra periódicamente tus logros, por pequeños que parezcan. Estas celebraciones sirven como motivación y refuerzan tu dedicación a la salud y el bienestar a largo plazo.

8. Construyendo una red de apoyo:

Cultiva una red de apoyo de personas con ideas afines que compartan tus objetivos de salud y bienestar. Pueden brindarte aliento, inspiración y un sentido de comunidad en tu viaje.

En resumen, hay que comprender que abordar el sobrepeso y la obesidad y lograr la salud y el bienestar a largo plazo es un proceso multifacético y continuo. Implica aprendizaje continuo, adaptabilidad, resiliencia y, cuando sea necesario, buscar ayuda profesional. A medida que alcances tus objetivos, no te abandones a ti mismo ni a los mejores hábitos formados a lo largo de tu programa, continúa y establece nuevas metas. Tu viaje es exclusivamente tuyo y cada paso que das te acerca a una vida más saludable y plena.

CONCLUSIÓN

Felicitaciones por llegar al capítulo final de esta guía. A medida que has recorrido los 10 pasos transformadores descritos en este libro, has obtenido conocimientos y estrategias invaluables para dar forma a tu futuro más saludable y feliz. El progreso que has logrado no se trata sólo de perder peso; se trata de adoptar un estilo de vida que promueva el bienestar en todos los sentidos.

Esta guía es parte de la Serie de Control de Peso de ERS y, en este viaje, has empezado a profundizar en el corazón de las estrategias respaldadas por la ciencia diseñadas por expertos médicos. Se trata de redefinir tu relación con la nutrición, el ejercicio, el bienestar mental y más. Ya no estás sujeto a soluciones rápidas ni a dietas de moda; te has embarcado en un compromiso de por vida con tu salud.

Para ayudarte a lo largo de tu viaje, he escrito otros libros que te servirán como guías de conocimiento y herramientas prácticas. "Prioridad #1, Tu!", es una guía de referencia integral que proporciona una gran cantidad de conocimientos sobre la salud y el control del peso. Es un recurso invaluable para profundizar tu comprensión y ampliar tus perspectivas. También incluye un capítulo de referencia a múltiples libros, recetas y asociaciones científicas y médicas donde podrás encontrar aún más recursos invaluables para tu viaje.

Para aquellos que buscan traducir el conocimiento en acción práctica, el "Diario del programa de pérdida de peso de ERS" es su compañero ideal. No es sólo un diario; es una herramienta para realizar un seguimiento de su progreso a través de los 10 pasos de esta guía y más, te permite registrar tus pensamientos y mantenerte organizado en tus objetivos de bienestar. El diario te servirá como un recordatorio constante de los objetivos, ayudándote a medir tus logros y reflexionar sobre tu crecimiento.

Tu viaje no termina aquí; es sólo el comienzo de un nuevo capítulo en tu vida. Te animamos a seguir priorizando tu salud y bienestar. Toma los conocimientos que haz obtenido de esta guía y aplícalos a tus elecciones diarias. Recuerda que la salud es un compromiso de por vida y tienes todas las herramientas, el conocimiento y el apoyo que necesitas para tener éxito.

Revisa esta guía siempre que necesite orientación y lleva tu diario como registro de tus logros. Nuestra serie de libros y redes sociales sobre nutrición y control de peso de ERS están aquí para ayudarte en el camino hacia una vida más saludable.

Gracias por elegir hacer de tu bienestar una máxima prioridad. Tu viaje hacia una vida más sana y feliz acaba de comenzar y el futuro es brillante.

Te deseo los mejores resultados y que tu éxito pueda impregnar a quienes te rodean haciendo la vida mejor, más sana y más feliz para todos, una persona a la vez, empezando por ti.

APÉNDICE

Guías de control de porciones

Para la gestión de porciones equivalentes, existen múltiples sistemas en varios países con sus propios sistemas de peso o medición. El Departamento de Agricultura de los Estados Unidos ha desarrollado una guía sobre la base de datos equivalente de patrones alimentarios disponible a través de su página web. Es una guía extensa y completa basada en los valores nutricionales de los alimentos comúnmente disponibles en los EE. UU. A veces puede resultar difícil encontrarlo y utilizarlo al principio. Los listados completos de todos los alimentos y muchos productos comerciales están disponibles en línea y en varios libros. Las cantidades y productos pueden variar ligeramente de una lista a otra dadas las preferencias de medida de los autores (gramos u onzas) o las regulaciones de cada país. Los probióticos que forman parte de determinados productos lácteos o de origen animal también pueden cambiar debido a estas regulaciones. Por ejemplo, en Europa algunos tipos de queso se elaboran con leche no pasteurizada, lo cual está prohibido en EE. UU., por lo que el contenido de grasa y proteína puede cambiar.

Todos los libros que generamos en ERS para las series de Weight Management y ERS Medical Nutrition incluyen tablas para algunos alimentos internacionales basadas en este sistema de gestión de porciones fácil de mantener llamado equivalentes. Además de estas tablas, las guías y diarios también incluyen las plantillas necesarias para realizar un seguimiento del consumo diario de alimentos y de los hábitos de salud y bienestar durante 12 semanas, según sus necesidades o elección de guía.

GRUPOS DE ALIMENTOS Y APORTE NUTRICIONAL

CATEGORÍA	CALORIAS	PROTEÍNA (gr)	GRASA (gr)	CARBOHIDRATOS (gr)
Verduras	25	2	0	4
Frutas	60	0	0	15
Cereales sin grasa	70	2	0	15
Cereales con grasa	115	2	5	15
Legumbres	120	8	1	20
Origen animal muy bajo en grasas	40	7	1	0
Origen animal bajo en grasas	55	7	3	0
Origen animal grasa moderada	75	7	5	0
Origen animal alto en grasas.	100	7	8	0
Leche desnatada	95	9	2	12
Leche semidesnatada	110	9	4	12
Leche entera	150	9	8	12
Leche con azúcar	200	8	5	30
Aceite y grasa	45	0	5	0
Aceites y grasas con proteínas.	70	3	5	3
Azúcares sin grasa	40	0	0	10
Azúcares con grasa	85	0	5	10
Alcoholes	140	0	0	20

VERDURAS		
ALIMENTO	CANTIDAD	MEDICIÓN
Acelga	2	Taza
Arugula	4	Taza
Berenjena cocida	1	Taza
Betabel crudo	0,25	Pieza
Brócoli crudo	1	Taza
Cebolla cruda	0,5	Taza
Champiñones	0,5	Taza
Chayote	0,5	Pieza
Chícharos cocidos	0,25	Taza
Chile jalapeño	6	Piezas
Chile poblano	0,5	Pieza
Coliflor cruda	1	Taza
Corazón de alcachofa	1	Pieza
Elote cambray	8	Piezas
Espárragos	6	Piezas
Espinaca	2	Taza
Flor de calabaza	4	Taza
Jitomate bola	1	Pieza
Jitomate cherry	4	Piezas
Lechuga	3	Taza
Nopales	2	Piezas
Palmitos	3	Piezas
Pimiento	1	Pieza
Poro	0,25	Taza
Salsa de chile	0,5	Taza
Tomate verde	5	Piezas
Zanahoria	0,5	Taza

FRUTAS

ALIMENTO	CANTIDAD	MEDICIÓN
Agua de coco	250	ml
Arándanos secos	0,5	Taza
Blueberrys	0,75	Taza
Cereza	20	Piezas
Chabacano	4	Piezas
Chicozapote	0,5	Piezas
Ciruela roja o amarilla	3	Piezas
Ciruela pasa	7	Piezas
Durazno amarillo	2	Piezas
Durazno en almíbar	0,5	Taza
Frambuesa	1	Taza
Fresa	17	Piezas
Kiwi	1.5	Piezas
Mandarina en gajo	1	Taza
Mango Manila	1	Pieza
Mango Ataulfo	0,5	Pieza
Manzana	1	Pieza
Melón	0,33	Pieza
Naranja	2	Piezas
Plátano	0,5	Pieza
Papaya	1	Taza
Pasas	10	Piezas
Piña	0,75	Taza
Sandia	1	Taza
Tuna	2	Pieza
Toronja rosa	1	Pieza
Uva	18	Pieza
Zarzamora	0,5	Taza

CEREALES SIN GRASA

ALIMENTO	CANTIDAD	MEDICIÓN
Arroz cocido	0,25	Taza
Arroz crudo	20	Gramos
Avena cocida	0,75	Taza
Avena en copos	20	Gramos
Baguette	0,2	Pieza
Bagel	0,33	Pieza
Barra de cereales sin grasa	1	Pieza
Bísquet	0,5	Pieza
Bolillo o Chapata	0,5	Pieza
Cereal integral	0,5	Taza
Cereal azucarado	0,33	Taza
Elote cocido	1.5	Piezas
Elote desgranado	0,5	Taza
English Muffin	0,5	Pieza
Galletas saladas	4	Piezas
Galletas azucaradas	2	Piezas
Harina	20	Gramos
Hot Cake	0,75	Pieza
Palomitas naturales	2	Taza
Pan árabe pequeño	1	Pieza
Pan blanco ligero	2	Rebanada
Pan de caja rebanado	1	Pieza
Papa horneada	0,5	Pieza
Pasta cocinada	0,5	Taza
Pretzels	0,5	Taza
Quinoa cocida	0,33	Taza
Totopos de maíz al horno	9	Piezas
Tortilla de harina	1	Pieza
Tortilla de maíz	2	Piezas

CEREALES CON GRASA

ALIMENTO	CANTIDAD	MEDICIÓN
Barra de granola	1	Pieza
Barra de cereal dulce	1	Pieza
Barras rellenas de mermelada	20	Gramos
Bigotes Mini	2	Piezas
Brownie casero	1	Pieza
Brownie comercial	0,5	Pieza
Cheetos	20	Gramos
Chicharrón de harina	0,5	Pieza
Chips Ahoy	2	Piezas
Cuernito o Croissant	0,5	Pieza
Dona	0,33	Pieza
Doritos	20	Gramos
Galleta dulce	2	Piezas
Muffin ligero	1	Pieza
Muffin de Blueberry	0,25	Pieza
Pan dulce	0,33	Pieza
Papas fritas	4	Piezas
Pay de limón	1	Rebanada
Pay de queso	1	Rebanada
Pay de nueces	0,5	Rebanada
Tamal	0,5	Pieza
Tostadas fritas	1.5	Piezas
Totopos fritos	25	gramos

LEGUMBRES

ALIMENTO	CANTIDAD	MEDICIÓN
Alubia cocida	0,5	Taza
Alubia enlatada	0,33	Taza
Frijoles cocidos	0,5	Taza
Frijoles machacados	0,33	Taza
Garbanzo cocido	0,5	Taza
Harina (frijol, garbanzo, lenteja o haba)	3	Cucharada
Harina de soja	4	Cucharada
Hummus	5	Cucharada
Lentejas cocidas	0,5	Taza
Soya cocida	0,33	Taza

ORIGEN ANIMAL MUY BAJO EN GRASAS

ALIMENTO	CANTIDAD	MEDICIÓN
Atún en agua (escurrido)	33	Gramos
Atún fresco	30	Gramos
Bacalao enlatado	35	Gramos
Bacalao fresco	45	Gramos
Bola de ternera	35	Gramos
Calamares crudos	45	Gramos
Camarones cocidos	34	Gramos
Camarón crudo	45	Gramos
Cangrejo	40	Gramos
Cangrejo enlatado	34	Gramos
Carne seca	11	Gramos
Carne de Pavo molido	30	Gramos
Carne de pollo molida	30	Gramos
Cecina	25	Gramos
Chuleta de cerdo ahumado	40	Gramos
Clara de huevo fresca	40	Gramos
Falda	35	Gramos
Filete de Huachinango	35	Gramos
Filete de merluza	45	Gramos
Filete de ternera	30	Gramos
Filete de lubina	40	Gramos
Langosta cruda	100	Gramos
Langostino crudo	100	Gramos
Mejillones crudos sin cáscara	50	Gramos
Pechuga de pavo	32	Gramos
Pechuga de pollo sin piel	30	Gramos
Salmón ahumado	35	Gramos
Surimi de pescado	40	Gramos

ORIGEN ANIMAL BAJO EN GRASA		
ALIMENTO	CANTIDAD	MEDICIÓN
Arenque crudo	35	Gramos
Atún en aceite (escurrido)	30	Gramos
Calamar frito	35	Gramos
Carne de cerdo	40	Gramos
Carne de Ternera	35	Gramos
Chuleta de cerdo	45	Gramos
Chuleta de ternera	35	Gramos
Conejo	40	Gramos
Hígado de ganso crudo	40	Gramos
Hígado de cerdo cocido	30	Gramos
Hígado de res cocido	30	Gramos
Jamón de pavo	42	Gramos
Jamón bajo en grasa	42	Gramos
Milanesa De Cerdo	40	Gramos
Milanesa De Ternera	35	Gramos
Molida de Sirloin	25	Gramos
Carne molida normal (10% de grasa)	30	Gramos
Muslo de pollo sin piel	60	Gramos
Ostión crudo	75	Gramos
Pámpano crudo	65	Gramos
Pavo	45	Gramos
Pierna de puerco	40	Gramos
Pierna de cordero	30	Gramos
Queso fresco de cabra	30	Gramos
Queso fresco de vaca	40	Gramos
Queso Ricota bajo en grasa	45	Gramos
Salmón Crudo	30	Gramos
Tofu	40	Gramos
Trucha ahumada	30	Gramos

GRASA MODERADA DE ORIGEN ANIMAL

ALIMENTO	CANTIDAD	MEDICIÓN
Bola de ternera	25	Gramos
Boquerones	40	Gramos
Carne desmenuzada	30	Gramos
Chicharrón de cerdo	12	Gramos
Costillas de cerdo	50	Gramos
Huevo de gallina	1	Pieza
Huevo de codorniz	6	Piezas
Longaniza	45	Gramos
Muslo de pollo con piel	43	Gramos
Pecho de Res	50	Gramos
Pierna de pollo con piel	63	Gramos
Queso blanco	35	Gramos
Queso Edam	20	Gramos
Queso Monterey bajo en grasa	28	Gramos
Queso mozzarella bajo en grasa	28	Gramos
Queso Parmesano	18	Gramos
Queso cheddar ligero	30	Gramos
Salchicha de pavo	31	Gramos
Sardinas en aceite	35	Gramos
Pescado de carne blanca fresca	50	Gramos

ORIGEN ANIMAL ALTO EN GRASAS

ALIMENTO	CANTIDAD	MEDICIÓN
Ala de pollo con piel	98	Gramos
Queso añejo	24	Gramos
Carne molida de res	40	Gramos
Chuleta de cordero	82	Gramos
Cordero	50	Gramos
Costilla de res	40	Gramos
Esparldilla de cerdo	45	Gramos
Fondue de queso	45	Gramos
Jamón ahumado	32	Gramos
Jamón cocido	32	Gramos
Jamón Virginia	32	Gramos
Maciza de cerdo	35	Gramos
Mozzarella fresca	35	Gramos
Nugget de pollo	35	Gramos
Pepperoni	20	Gramos
Pollo rostizado	50	Gramos
Queso amarillo	42	Gramos
Queso azul	30	Gramos
Queso brie	30	Gramos
Queso Monterey Jack	25	Gramos
Queso de cabra con ceniza	35	Gramos
Queso de cabra duro	20	Gramos
Queso feta	40	Gramos
Queso manchego	25	Gramos
Queso Oaxaca de hebra	30	Gramos
Queso Provolone	28	Gramos
Salami	27	Gramos
Salchicha de puerco	34	Gramos
Salchicha de ternera	29	Gramos

LECHE DESNATADA		
ALIMENTO	CANTIDAD	MEDICIÓN
Leche de soya	1	Taza
Leche descremada	1	Taza
Leche descremada con chocolate	1	Taza
Leche descremada en polvo	30	Gramos
Leche de vaca light	1	Taza
Yogur bajo en grasa	0,33	Taza
Yogur light	0,75	Taza
Yogur de frutas light	0,75	Taza
Yogurt light para tomar con fruta	1	Pieza

LECHE SEMIDESCREMADA		
ALIMENTO	CANTIDAD	MEDICIÓN
Leche evaporada semidescremada	0,5	Taza
Leche de fácil digestión	1	Taza
Leche extra calcio sin lactosa	1	Taza
Leche semidescremada	1	Taza
Leche semidescremada 1%	1	Taza
Leche semidescremada 2%	1	Taza

LECHE ENTERA

ALIMENTO	CANTIDAD	MEDICIÓN
Jocoque	75	Gramos
Leche de vaca	1	Taza
Leche evaporada	1	Taza
Leche sin pasteurizar	0,5	Taza
Leche de burra	1	Taza
Leche de cabra	1	Taza
Leche en polvo	32	Gramos
Leche entera baja en sodio	1	Taza
Leche en polvo enriquecida	32	Gramos
Leche entera evaporada	0,5	Taza
Leche entera ultrapasteurizada	1	Taza
Leche materna humana	1	Taza
Yogur natural	1	Taza
Yogur natural batido	1	Pieza
Yogurt natural con fibra	0,75	Taza

LECHE CON AZÚCAR

ALIMENTO	CANTIDAD	MEDICIÓN
Alimentos lácteos fermentados con acti-regularis	1	Pieza
Chongos Zamoranos	0.5	Taza
Helado	0,75	Taza
Helado de yogur	1	Taza
Leche con chocolate	1	Taza
Leche con vainilla	1	Taza
Leche con fresa	1	Taza
Leche de soya aromatizada	1.25	Taza
Leche en polvo sabor a fresa o vainilla	56	gramos
Leche fermentada con lactobacilos	2.5	Piezas
Leche malteada sabor a chocolate, fresa o vainilla	0,75	Taza
Nescafé Dolce Gusto	2	Cápsulas
Queso petit suisse	1.25	Pieza
Yogurt bebible sabores	2	Pieza
Yogurt de frutas	0,75	Taza

ACEITES Y GRASAS

ALIMENTO	CANTIDAD	MEDICIÓN
Aceite de aguacate	1	Cucharada pequeña
Aceite de sésamo	1	Cucharada pequeña
Aceite de almendras	1	Cucharada pequeña
Aceite de cacahuate	1	Cucharada pequeña
Aceite de canola	1	Cucharada pequeña
Aceite de coco	1	Cucharada pequeña
Aceite de girasol	1	Cucharada pequeña
Aceite de maíz	1	Cucharada pequeña
Aceite de oliva	1	Cucharada pequeña
Aceite de oliva virgen extra	1	Cucharada pequeña
Aceituna negra	5	Piezas
Aceituna verde	7	Piezas
Aceituna rellena de anchoa	5	Piezas
Aceituna rellena de pimienta	7	Piezas
Aderezo comercial	0,5	Cucharada
Aderezo bajo en calorías	3	Cucharada
Aderezo de vinagreta casera	2	Cucharada pequeña
Aguacate	0,33	Pieza

ACEITES Y GRASAS SIN PROTEÍNAS

ALIMENTO	CANTIDAD	MEDICIÓN
Coco de aceite	8	Gramos
Coco fresco	25	Gramos
Coco rallado	1.5	Cucharada
Crema	1	Cucharada
Crema batida	1.5	Cucharada
Crema light	5	Cucharada
Dip cremoso	2	Cucharada
Manteca de cerdo	5	Gramos
Manteca	1	Cucharada
Mantequilla reducida en grasa	7	Cucharada
Margarina	1	Cucharada pequeña
Margarina baja en grasa	2.5	Cucharada pequeña
Mayonesa	1	Cucharada pequeña
Queso crema	1	Cucharada
Salsa Alfredo	1	Cucharada
Salsa tártara	1	Cucharada
Tocino	1	Rebanada

ACEITES Y GRASAS CON PROTEÍNAS

ALIMENTO	CANTIDAD	MEDICIÓN
Ajonjolí	10	Gramos
Almendra	10	Piezas
Avellana	9	Piezas
Maní	15	Piezas
Cacao	12	Gramos
Chía	49	Gramos
Chorizo	15	Gramos
Falafel	20	Gramos
Harina de almendra	11	Gramos
Harina de maní	15	Gramos
Hummus	20	Gramos
Jamón serrano	15	Gramos
Mantequilla de maní	11	Gramos
Mazapán sin azúcar	1	Piezas
Nueces	3	Piezas
Nuez de la india	7	Piezas
Nuez de macadamia	4	Piezas
Paté de cerdo	1	Cucharada
Paté De Foie Gras	1	Cucharada
Pepitas o semillas de calabaza	60	Gramos
Piñón	1	Cucharada
Pistacho	18	Piezas
Salsas de nuez o frutos secos	2	Cucharada
Semilla de girasol	4	Cucharada

AZÚCARES SIN GRASA

ALIMENTO	CANTIDAD	MEDICIÓN
Caramelo duro	2	Piezas
Caramelo masticable	0,5	Pieza
Chicle	5	Piezas
Chocolate en polvo	2	Cucharada pequeña
Conos de galleta de helado	3	Piezas
Flan en polvo	1	Cucharada
Gatorade	200	Mililitros
Gelatina	0,33	Taza
Gelatina en polvo	10	gramos
Gomitas	4	Piezas
Jalea de fruta	2	Cucharada pequeña
Jarabe de chocolate	1	Cucharada
Jarabe de maple	2	Cucharada pequeña
Jugo de frutas	0,33	Taza
Leche condensada	2	Cucharada pequeña
Malvavisco	2	Piezas
Malvavisco en miniatura	18	Piezas
Mermelada	2.5	Cucharada
Miel de abeja	2	Cucharada pequeña
Nieve de frutas	40	gramos
Paleta de caramelo	1	Pieza
Paleta helada de frutas	0,5	Pieza
Pasas cubiertas de chocolate	11	Piezas
Bebida de cola	92	Mililitros
Refresco con sabor a frutas	92	Mililitros

AZÚCARES CON GRASA

ALIMENTO	CANTIDAD	MEDICIÓN
Aderezo de miel y mostaza	3	Cucharada
Aderezos sin crema bajos en calorías	3	Cucharada
Almendras cubiertas de chocolate	3	Cucharada
Barra de chocolate con leche	0,5	Pieza
Chips de chocolate	18	Gramos
Chocolate amargo	0,33	Pieza
Chocolate blanco	15	Gramos
Chocolate con leche	15	Gramos
Chocolate con nugat	19	Gramos
Chocolate con nugat y cacahuetes	15	Gramos
Flan casero	0,2	Taza
Brownie Kinder	0,5	Pieza
Hojuelas cubiertas de chocolate	0,33	Pieza
Lunetas de chocolate	0,33	Bolsa pequeña
Mayonesa ligera	2	Cucharada
Mazapán	0,75	Pieza
Mousse de chocolate	0,25	Taza
Palanqueta de cacahuate	0,33	Pieza
Paletas heladas cubiertas de chocolate	0,25	Pieza

ALCOHOLES

ALIMENTO	CANTIDAD	MEDICIÓN
Brandy	60	Mililitros
Cerveza	1	Lata
Cerveza baja en calorías	1.5	Lata
Champán	1	Taza
Ginebra	55	Mililitros
Licores	45	Mililitros
Oporto	90	Mililitros
Ron blanco o añejo	60	Mililitros
Sidra	2	Taza
Tequila	55	Mililitros
Vino blanco dulce	1	Taza
Vino blanco seco	2	Taza
Vino espumoso	1	Taza
Vino rosado	2	Taza
Vino tinto	2	Taza
Vodka	60	Mililitros
Whisky	55	Mililitros

CONTENIDO